BEI GRIN MACHT SICH IHR WISSEN BEZAHLT

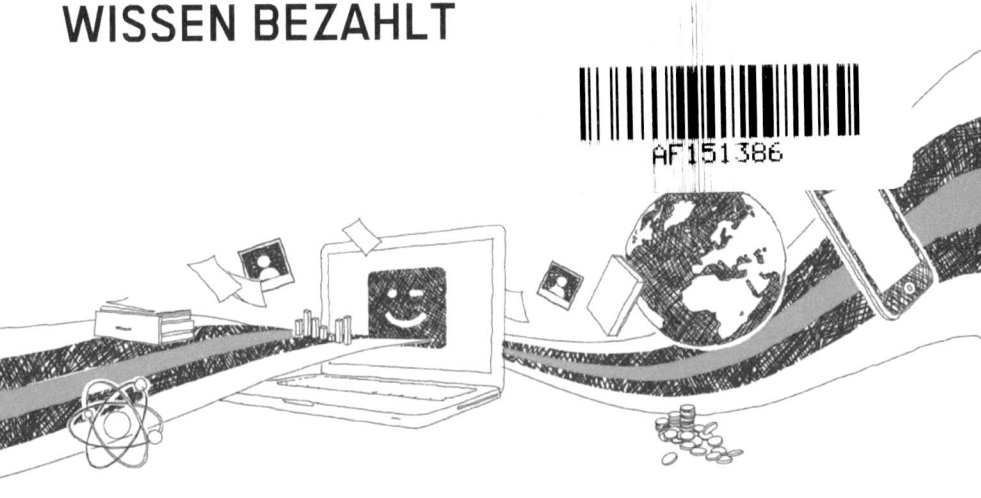

AF151386

- Wir veröffentlichen Ihre Hausarbeit,
  Bachelor- und Masterarbeit

- Ihr eigenes eBook und Buch -
  weltweit in allen wichtigen Shops

- Verdienen Sie an jedem Verkauf

Jetzt bei www.GRIN.com hochladen
und kostenlos publizieren

GRIN

Josef Galert

Die Bedeutung der Salutogenese bei chronischen Rückenschmerzen

Ein Vergleich des Kohärenzgefühls bei Patienten ohne Rückenschmerzen und Patienten mit chronischen unspezifischen Rückenschmerzen und deren Bewältigungsstrategien

GRIN Verlag

Bibliografische Information der Deutschen Nationalbibliothek:

Die Deutsche Bibliothek verzeichnet diese Publikation in der Deutschen National-
bibliografie; detaillierte bibliografische Daten sind im Internet über http://dnb.d-
nb.de/ abrufbar.

Impressum:

Copyright © 2007 GRIN Verlag GmbH
Druck und Bindung: Books on Demand GmbH, Norderstedt Germany
ISBN: 978-3-640-22775-4

Dieses Buch bei GRIN:

http://www.grin.com/de/e-book/119623/die-bedeutung-der-salutogenese-bei-
chronischen-rueckenschmerzen

GRIN - Your knowledge has value

Der GRIN Verlag publiziert seit 1998 wissenschaftliche Arbeiten von Studenten, Hochschullehrern und anderen Akademikern als eBook und gedrucktes Buch. Die Verlagswebsite www.grin.com ist die ideale Plattform zur Veröffentlichung von Hausarbeiten, Abschlussarbeiten, wissenschaftlichen Aufsätzen, Dissertationen und Fachbüchern.

Besuchen Sie uns im Internet:

http://www.grin.com/

http://www.facebook.com/grincom

http://www.twitter.com/grin_com

Die Bedeutung des Kohärenzgefühls für
chronische Rückenschmerzen

Ein Vergleich des Kohärenzgefühls bei Patienten ohne Rückenschmerzen

und

Patienten mit chronischen unspezifischen Rückenschmerzen

und deren Bewältigungsstrategien

Diplomarbeit an der Diploma Fachhochschule Nordhessen bei Fr. Dr. Möller-Bock, im Studiengang Diplom-Physiotherapie (FH).

Erstellt von:

Josef Galert jr.

Berlin, den 25.11.2006

Inhaltsverzeichnis

Zusammenfassung / Abstract

Hintergrund: Das von Aaron Antonovsky konzipierte salutogene Model, versucht im Gegensatz zu den biomedizinischen Model nicht die pathogenen d.h. Krankheit verursachenden Faktoren zu beseitigen, sondern die dem Menschen innewohnenden Bewältigungsstrategien, gegen diese Krankheit verursachenden Faktoren zu beschreiben und ggf. zu verstärken.

Ziel: Diese Untersuchung versucht einen evtl. Zusammenhang von chronischer Rückenschmerzen mit dem der Salutogenese inhärenten Kohärenzgefühls festzustellen und dessen Steigerungsmöglichkeit zu überprüfen.

Methode: Bestimmung des Kohärenzgefühls mithilfe des Fragebogens zur ,Bestimmung der Lebensorientierung' von Antonovsky. Weiterhin wurden verschiedene Bewältigungsstrategien erfasst.

Ergebnisse: Die Auswertung ergab einen signifikanten Zusammenhang zwischen dem Auftreten von chronischen Rückenschmerz und einem niedrigen Kohärenzgefühl. Bevorzugte erfolgreiche Bewältigungsstrategien konnten nur unbefriedigend den verschiedenen Gruppen zugeordnet werden.

Schlussfolgerung: Eine Stärkung des Kohärenzgefühls kann als mögliche Therapiemaßnahme zur Behandlung chronischer Rückenschmerzen angesehen werden. Als wahrscheinliche Steigerungsmaßnahme für das Kohärenzgefühl auf physischer Ebene, könnte eine verbesserte Körperwahrnehmung in Betracht gezogen werden. Diese und weitere Maßnahmen müssen jedoch noch genauer erforscht werden.

Schlüsselwörter: Salutogenese - Kohärenzgefühl - chronischer Rückenschmerz - Aktivität - Physiotherapie

4

Background: The biomedical model is challenged by certain explanatory limitations, in particular to explain chronicle diseases. Aaron Antonovsky suggested the "salutogenetic model" during the 1970s, in order to describe health and disease as a consequence of the (non-)availability of health protecting coping strategies rather than of pathogenic factors.

Objective: The study analysed the correlation between chronic low back pain [CLBP] and the salutogenetic inherent sense of coherence [SOC]. Furthermore, methods are examined to improve the SOC.

Methods: An experimental group were given a standardised questionnaire, including the German translation of Antonovsky's "Questionare of live orientation" (Antonovsky, 1983), in order to assess the SOC as well as the preferred coping strategies.

Results and Discussion: The results show a significant correlation between the SOC values and CLPB. Hence, improving a person's SOC can be a possible therapy against CLBP. Increasing ones body awareness possibly raises the SOC. This and other SOC improving strategies have to be explored.

Key words: Salutogenesis - sense of coherence - chronic low back pain - activity - Physiotherapy

„Nicht die Umstände bestimmen des Menschen Glück,
sondern seine Fähigkeit zur Bewältigung der Umstände"

Aaron Antonovsky

„Gesundheit ist die Fähigkeit, lieben und arbeiten zu können"

Sigmund Freud

1 Problemstellung

Chronische Rückenschmerzen prägen in vielen Industrieländern in einem gravierenden Ausmaß die individuellen Krankheitsbiographien. Epidemiologischen Schätzungen nach leiden etwa 85% der Bevölkerung westlicher Industriestaaten mindestens einmal im Leben an Rückenschmerzen, bei 10% bis 20% werden diese chronisch (Deitermann et al., 2006; Pfingsten & Hildebrand, 2001). Da weiteren Schätzungen nach ca. 80% aller Rückenschmerzen ‚unspezifisch' (Casser et al., 1999; Pfingsten & Hildebrand, 1998; Deitermann et al., 2006), d. h. ihre genauen Ursachen unklar sind, ist deren gezielte Behandlung und Beseitigung dementsprechend schwierig und weitgehend erfolglos (Seeger, 2001; Hayden et al., 2005). Dies wird als ein Grund dafür genannt, dass diese relativ geringe Anzahl von chronischen Rückenschmerz-Patienten beinahe 80% der zu tragenden Gesamtkosten für die Versicherungsträger und Arbeitgeber verursachen (Schöps et al., 2000). Rückenschmerzen stehen z. B. laut dem Deutschen Institut für medizinische Dokumentation und Information (DIMDI) als Ursache für Arbeitsunfähigkeit, Rehabilitationsmaßnahmen und vorzeitigen Rentenbezug wegen Erwerbsunfähigkeit an erster Stelle. In Deutschland wurden 2005 7,1% der jährlichen Arbeitsausfallstage Rückenschmerzen zugeschrieben, sie standen damit an erster Stelle, gefolgt von den akuten Infektionen der oberen Atemwege (5,3%) (DAK-Gesundheitsreport 2006).

Im Rahmen dieser Diplomarbeit soll das Kohärenzgefühl als eine mögliche Ursache, für die Entstehung von chronischen Rückenschmerzen untersucht und mögliche Interventionen, die das Kohärenzgefühl beeinflussen, diskutiert werden. Zum besseren Verständnis werden einleitend erst verschiedene bestehende Herangehensweisen zur Betrachtung des ‚Phänomens' chronischer Rückenschmerz vorgestellt.

1.1 Das biomedizinische Modell

Im biomedizinischen Krankheitsmodell hat jede Krankheit eine greifbare Ursache (Mathe, 2005). Für Rückenschmerzen stehen einige Faktoren unter Verdacht, die Entstehung, das Wiederauftreten und die Chronifizierung dieser zu begünstigen:

- Bandscheibenvorfall
- Spondylarthrosen
- vorangegangene Wirbelsäulen- oder Bandscheiben-Operationen
- lokale Wachstumsstörungen
- Frakturen
- neoplastische Erkrankungen bzw. metastatische Prozesse
- Bewegungsmangel
- Spondylolysthesen
- Osteoporose
- Spinalstenose
- Schwangerschaft

(Raspe et al., 2003).

Bisweilen wird auch angenommen, dass lokale und auch neurologisch-ausstrahlende Schmerzen mit der Austrittsmasse der Bandscheibe zusammenhängen, die die benachbarte Nervenwurzel komprimiert. Diese Annahme ist jedoch bei einer Vielzahl der Fälle umstritten, da verschiedene Magnet-Resonanz-tomographisch (MRT) gestützte Untersuchungen keinen direkten Zusammenhang feststellen konnten.

In einer Studie von Beattie et al. (2000), konnte bei etwa 63% der Patienten mit Rückenschmerzen und neurologischen Ausstrahlungssymptomen durch eine MRT-Untersuchung keine Ursache für eine Nervenwurzelkompression erkannt werden.

Ebenso bescheinigen Kleinstuck et al. (2006) der MRT "… little value in […] explaining the cause of pain … This is because many structural changes seen on MRI [*Magnetic Resonance Imaging*] appear to be as common in asymptomatic individuals as in people with LBP" (Low Back Pain). Obwohl 89% der unter chronischen Rückenschmerzen leidenden Untersuchten sehr unterschiedliche und z. T. gravierende Degenerationserscheinungen an Bandscheiben und Wirbelkörpern hatten, war der Behandlungserfolg nach einer dreimonatigen standardisierten Bewegungstherapie bei allen gleich groß.

Die Falsch-Positiv-Fehlerquote beim MRT ergab bei einer Untersuchung von Boos et al. (1995) Werte von 63-76%, d. h. bis zu 76% der Patienten mit einem radiologisch diagnostizierten Bandscheibenvorfall waren symptomfrei.

Aus den genannten Gründen misslingen häufig Rückenschmerzbehandlungen, die sich ausschließlich auf das Auffinden und Beseitigen von anatomischen und/oder physiologischen Defekten konzentrieren (Seeger, 2001; Hayden et al., 2005). Dieser Umstand entspricht einer Beobachtung von Schmid: „Degenerative Veränderungen (Gelenksarthrosen, Abnutzungen der Wirbelkörper oder der Bandscheibe) sind eine natürliche Folge des Alterungsprozesses und sind so normal wie graue Haare. Sie haben keine Schmerz verursachende Bedeutung." (Schmid et al., 2006).

Aufgrund der genannten Defizite in Diagnose und Therapie sollte das Ursachenspektrum deshalb noch um weitere Erklärungs- und Behandlungsansätze erweitert werden.

1.2   Das biopsychosoziale Modell

Das biopsychosoziale Modell, das maßgeblich 1976 vom Sozialmediziner Georg L. Engel ausformuliert und propagiert wurde, bezieht diese psychosozialen Faktoren mit ein (Egger, 2005). ‚Unwohlsein' findet nicht biologisch und/oder psychisch und/oder soziologisch statt, sondern in diesen Ebenen parallel (ebd.).

Das Gesundheits- bzw. Krankheitserleben wird demnach ebenso von der psychischen Stabilität und der sozialen Einbettung einer Person mitbestimmt. Ein Querschnittgelähmter z. B. empfindet seine Lage sicherlich anders, wenn er die ‚beste' medizinische Versorgung erhält, von seiner Familie liebevoll unterstützt wird, selbstbestimmt einer beruflichen Tätigkeit nachgehen kann und über eine optimistische psychische Grundeinstellung verfügt, als jemand, dem diese medizinischen und psychosozialen Bedingungen fehlen.

Allein das ‚Etikettieren' mit einem Krankheitsnamen (Diagnose[1]), die Inanspruchnahme medizinischer Versorgung und das Befolgen therapeutischer Anordnungen wirkt sich individuell auf das Krankheitserleben aus (Bengel et al., 1998. S. 17). Die Antizipation von Zukunftsperspektiven kann – besonders beim medizinischen Laien – „je nach perzipiertem Grad der Bedrohung durch die Diagnose eine subjektive emotionale und/oder kognitive Dissonanz entwickeln" (Seligman, 1979).

Neuere Forschungsbemühungen konnten, besonders auf dem Gebiet der Neuropsychoimmunologie, diese biopsychosozialen Zusammenhänge objektivieren (Egger, 2005, S. 5).

Schlitenwolf et al. befragten Teilnehmer mit akuten Rückenschmerzen nach soziodemografischen, somatischen, psychischen und verhaltensbezogenen Faktoren in einem insgesamt 181 Items umfassenden Anamnesefragebogen. Nach sechs Monaten wurden die Patienten wieder nach ihrem Befinden und ihren Rückenschmerzen befragt. Laut Forschungsergebnis ist es mithilfe des Fragebogens HKF-R 10 mit 78% Wahrscheinlichkeit möglich, das Chronifizierungsrisiko von akuten Rückenschmerzen vorherzusagen.

In einer ähnlichen Studie konnten Thomas et al. (1999) neben Bewegungsmangel auch die Faktoren Stress, negative Selbsteinschätzung der eigenen Gesundheit, Unzufriedenheit am Arbeitsplatz und Arbeitslosigkeit, als signifikante prämorbide Merkmale für die Entstehung von chronischen Rückenschmerzen identifizieren.

Boos et al. (1995) konnten in ihrer vorher bereits erwähnten MRT gestützten Untersuchung keine signifikanten morphologischen Unterschiede bei einer Patientengruppe mit Rückenschmerzen, zu einer Vergleichsgruppe ohne Rückenschmerzen feststellen. Die einzigen signifikanten Unterschiede fanden sich bei der Arbeitsauffassung (berufsbezogener Stress, Zufriedenheit mit der Arbeit, Konzentrationsanforderung. $p < .027$) und bei psychosozialen Faktoren (Depression, Ängstlichkeit, Selbstkontrolle und Familienverhältnisse. $p < .0001$), die bei der Patientengruppe deutlich negativer ausfielen.

In einer Pilotstudie der Psychologin Michelle Sowden (2006) konnten psychosoziale Risikofaktoren („Yellow Flags") bei chronischen Schmerzen durch gezielte

---

[1] Karl Kraus sprach auf den 33. Langeooger Psychotherapiewochen 2004 von der „Diagnose als einer der am weitesten verbreiteten Krankheit".

Aufklärung verbessert werden. Bei den Probanden, die aufgrund unterschiedlicher Vor-erkrankungen wie Schleudertrauma, Fibromyalgie oder rheumatoider Arthritis an chro-nischen Schmerzen litten, wurden vier psychosoziale Faktoren untersucht:

- falsche Vorstellungen über den Grund des Schmerzes („pain beliefs")
- psychologische Probleme („psychological distress" z. B. Depressionen)
- fehlender Glaube, selbst etwas gegen die Schmerzen tun zu können („external locus of control")
- den Verzicht auf bestimmte Aktivitäten wegen der Schmerzen („self-efficacy").

Durch verschiedene Fragebogen und Interviews wurde ermittelt, ob und wie stark diese vier Risikofaktoren bei den Patienten vorhanden waren. Anschließend nahmen die Pati-enten an einem achtwöchigen „Living with Pain Programme" teil. Innerhalb dieses Programms wurde versucht, die aufgedeckten „Yellow Flags" mithilfe gezielter Auf-klärungsgespräche und medizinischer Informationen zu reduzieren. Das Ergebnis war, dass sich nach den acht Wochen bis auf den „external locus of control" die anderen drei Risikofaktoren signifikant verbessert hatten – und damit auch das Allgemeinbefinden der Patienten. Somit scheinen gezielte Aufklärungsgespräche ein sinnvolles Instrument zu sein, um bei Patienten mit chronischen Schmerzen „Yellow Flags" zu reduzieren und darüber ihren Zustand zu verbessern.

1.3 Das salutogenetische Modell

Bei Personen, die gleichzeitig ähnlichen Risikofaktoren ausgesetzt sind (z. B. Depressi-onen, Übergewicht, Rauchen, Ehescheidung und Arbeitslosigkeit), ist die individuelle Krankheitsbiografie dennoch sehr unterschiedlich, zumindest was den Zeitpunkt des Auftretens ähnlicher Krankheiten angeht. Deshalb muss noch mindestens ein weiterer bisher unbenannter Faktor identifiziert werden.

Bisher wurde nur von den pathogenetischen, also Krankheit verursachenden Faktoren gesprochen, nicht jedoch die Überlegung angestellt, was uns gesund hält bzw. warum wir überhaupt krank werden. Damit sind nicht mittelbar gesündere Lebensweisen, wie ausgewogene, vitaminreiche Ernährung, regelmäßige Bewegung etc. gemeint. Diese werden bereits von den psychischen Einstellungen und soziologischen Gegebenheiten abgedeckt, die den weiter unten beschriebenen generalisierten Widerstandsressourcen inhärent sind.

Was erhält Menschen gesund?
Diese Frage stellte sich auch der amerikanisch-israelische Medizinsoziologe Aaron Antonovsky in den 1970er Jahren. Bei einer Untersuchung israelischer Frauen, bei der nur im sekundären Zusammenhang nach einem Aufenthalt in einem Konzentrationslager gefragt wurde, stellte sich heraus, dass immerhin 29% dieser Frauen sich in einer guten emotionalen und physischen Verfassung befanden. Von diesem Ergebnis überrascht, entwickelte Antonovsky das theoretische Model der **Salutogenese**, das der Frage nachgeht, welche Stress-Bewältigungsstrategien (Coping) dem Menschen innewohnen.

1.3.1 Kohärenzgefühl

Antonovsky entwarf aufgrund seiner Überlegungen das Konstrukt des **Kohärenzgefühls** (auch Kohärenzsinn, *sense of coherence* = SOC), welches eine individuelle Grundhaltung gegenüber der Welt (extern) und des Lebens (intern) widerspiegelt. Das Kohärenzgefühl setzt sich aus den drei Dimensionen **Verstehbarkeit** (comprehensibility), **Handhabbarkeit** (manageability) und **Bedeutsamkeit** (meaningfulness) zusammen.
Im Einzelnen interpretiert Antonovsky die Komponenten des Kohärenzgefühls wie folgt:
Verstehbarkeit beschreibt das Vertrauen des Menschen in die Strukturierbarkeit und Vorhersagbarkeit von auf ihn zukommenden Stimuli. Auch wenn diese Stimuli noch so überraschend auftreten, sind sie für die Person mit einem hohen Ausmaß an Verstehbarkeit dennoch erklärbar. Auch fühlen sich diese Personen von anderen Menschen besser verstanden.
Handhabbarkeit bezeichnet die Zuversicht des Menschen, über die geeigneten und notwendigen Ressourcen zu verfügen, um die auf sie zukommenden Stressoren zu bewältigen. Diese Ressourcen können in einem Selbst liegen oder man hat das Vertrauen, diese Kräfte von Anderen – Ehepartnern, Freunden, ‚Gott', einem Therapeuten, der

Geschichte, dem Parteiführer etc. – verliehen zu bekommen. Bedauerliche Dinge geschehen regelmäßig im Leben, doch kann man damit umgehen und fühlt sich nicht in eine Opferrolle gedrängt.

Bedeutsamkeit beschreibt die Fähigkeit, auch in den Widrigkeiten des Lebens lohnenswerte Herausforderungen zu erkennen, die es wert sind, in sie Energie und Engagement zu investieren, um sie mit Würde zu überwinden und diese nicht nur widerstrebend überstehen zu müssen. Die Quantität bedeutsamer Aspekte des Lebens ist bei Personen mit einem hohen Maß an Bedeutsamkeit größer, als bei Personen mit einem niedrigen Ausmaß. Menschen, die diese Fähigkeit nur gering ausgeprägt haben, versuchen den Problemen des Lebens lieber auszuweichen, da sie diese nur als Ballast empfinden.

Die beiden Komponenten Verstehbarkeit und Handhabbarkeit repräsentieren eher kognitive Aspekte des Kohärenzgefühls, die Komponente der Bedeutsamkeit eher einen emotionalen Aspekt.

Antonovsky definiert das SOC, als „eine globale Orientierung, die ausdrückt, in welchem Ausmaß man ein durchdringendes, andauerndes und dennoch dynamisches Gefühl des Vertrauens hat, dass

1. die Stimuli, die sich im Verlauf des Lebens aus der inneren und äußeren Umgebung ergeben, strukturiert, vorhersagbar und erklärbar sind;

2. einem die Ressourcen zur Verfügung stehen, um den Anforderungen, die diese Stimuli stellen, zu begegnen;

3. diese Anforderungen Herausforderungen sind, die Anstrengung und Engagement lohnen."

(Antonovsky, 1997, S. 36).

1.3.2 Stressoren und Widerstandsressourcen

Stressoren sind nicht einheitlich zu charakterisieren, sie werden von Antonovsky als „Herausforderungen, für die es keine unmittelbar verfügbaren oder automatisch adaptiven Reaktionen gibt" definiert (Antonovsky, 1997, S. 43). Als Resultat lösen sie beim Betroffenen einen merklichen Spannungszustand aus, da sie Entropie in ein ruhendes System bringen. Stressoren können als biologische, chemische, physikalische, psychische oder soziale Stressoren negativ auftreten (z. B. Entzündungen aufgrund einer bakteriellen Infektion, Alkohol in hohen Dosen, Kälte, Lärm, Überforderung durch Andere). Das Fehlen eines Grundbedarfs kann positiv entbehrenden Stress erzeugen (z. B. Schlafmangel) (Wippwert, 2006). Dabei stellen negative psychosoziale Stressoren laut Mason et al. (1976) quantitativ die stärksten natürlichen Reize dar, mit qualitativ besonders schädigenden Einflüssen für die Gesundheit.

Die Wahrnehmung und Bewertung dieser von Antonovsky beschriebenen Herausforderungen, hängt ab von deren Reizdauer und Intensität und vollzieht sich in zwei Schritten:

- Primäre Bewertung: Enthält die Herausforderung eine Bedrohung?

Die Situation kann als irrelevant oder sogar als angenehm eingeschätzt werden. Diese beiden Einschätzungen verursachen kein adaptives Verhalten, seitens des biopsychischen Systems. Wird die Situation jedoch als Bedrohung interpretiert, setzt der zweite Bewertungsschritt ein.

- Sekundäre Bewertung: Besitzt man genügend Ressourcen, um diese Bedrohung zu bewältigen?

Wird diese Antwort bejaht, kann die Situation als lösbare Herausforderung betrachtet werden (Eustress). Übersteigen die Anforderungen jedoch die Widerstandsressourcen, wird der Stress als schädigende Bedrohung wahrgenommen (Disstress) (Antonovsky, 1979).

In Antonovskys Konzept wird das Kohärenzgefühl als eine persönliche Fähigkeit eingeführt, die dabei hilft, mit den genannten, häufig fremdbestimmten Stressoren situationsgerecht umzugehen.

Neben dem Kohärenzgefühl, das als dispositionelle Bewältigungsressource gilt, sind dafür noch generalisierte Widerstandsressourcen (*generalized resistance resource* = GRR) hilfreich. Die Spannbreite der GRR, die dazu befähigen, sich an Lebensbedingungen anzupassen bzw. sie zu verändern reicht von individuellen Faktoren (Ich-Identität, Intelligenz, Wissen und Flexibilität) und individuell-genetisch festgelegten Faktoren (z. B. Immunpotenziale des Körpers gegen Krankheitserreger), über soziale Faktoren (materieller Wohlstand, soziale Unterstützung und Integration), bis hin zu kulturellen Faktoren (Eingebundenheit in stabile Kulturen).

Schnell-Inderst et al. fanden (2000) heraus, dass auch zu dem Einfluss der sozial-strukturellen Variablen der GRR, ein höherer Berufsstatus, ein höheres Einkommen, die Zugehörigkeit zu einem Mehrpersonenhaushalt und das Vorhandensein eines intakten Freundeskreises mit einer höheren Ausprägung des Kohärenzgefühls verbunden ist.

1.3.3 Kohärenzgefühl und Gesundheit

Antonovskys These besagt, dass Menschen mit einem hohen SOC besser in der Lage sind, mit Situationen umzugehen, die für die Personengruppe mit einem niedrigen SOC bereits bedrohlichen Stress bedeuten. Selbst wenn die Gruppe mit einem hohen SOC mit einer Situation konfrontiert wird, die merklich ihre GRR übersteigt, verfügen diese über erfolgreichere Bewältigungsstrategien um diese Belastungssituationen mit minimalem Schaden zu überstehen (Antonovsky, 1997).

In der Mehrzahl wissenschaftlicher Untersuchungen wurde bestätigt, dass das subjektiv körperliche aber insbesondere das psychische Befinden mit dem Kohärenzgefühl korreliert (s. u.).

In einer Literaturrecherche aus 471 wissenschaftlichen Untersuchungen aus den Jahren 1992 bis 2003 zum Thema Salutogenese und Gesundheit, stellten Eriksson et al. (2005) fest „SOC is strongly related to perceived health, especially mental health. The stronger the SOC the better the perceived health in general [...] the SOC seems to be able to predict health."

In einer 1998 durchgeführten repräsentativen Stichprobe der deutschen Bevölkerung (n = 2005) von Schumacher et al. (2000), ging ein ausgeprägter SOC u. a. mit geringeren körperlichen Beschwerden und somatoformen Symptomen einher.

Schnell-Inderst et al. (2000) fanden hohe positive Korrelationen zwischen einem höheren SOC-Wert und subjektiver Gesundheit, allgemeinem Wohlbefinden, Selbstwertschätzung und (geringer) Ängstlichkeit. Ein beeinträchtigtes subjektives Befinden steht den Ergebnissen dieser Studie zufolge mit einer geringeren Ausprägung des SOC im Zusammenhang.

Bei einer Untersuchung von 1656 Personen stellten Rimann & Udris (1998) eine deutlich positive Korrelation zwischen SOC und psychischem Wohlbefinden und präventivem Gesundheitsverhalten fest. Ebenso litten Personen mit niedrigem SOC vermehrt an psychovegetativen Beschwerden.

In der Berus-Studie von Broda et al. (1996) mit 129 Patienten einer psychosomatischen Klinik und 121 gesunden Kontrollpersonen, konnte der Nachweis einer positiven Korrelation von SOC und physischen Beschwerden erbracht werden.

Um auch eine Untersuchung zu nennen, die zu einem anderen Ergebnis führt, was die Korrelation zwischen SOC und physischer Gesundheit betrifft, ist die Studie von Flensborg-Madsen et al. (2005) geeignet. Aufgrund einer Reanalyse von 50 wissenschaftlichen Untersuchungen gelangten die Autoren zu dem Schluss, dass ein hoher SOC-Wert alleine auf Krankheiten mit unmittelbar psychologischen Ursachen einen positiven Einfluss habe. Insoweit ist ein hoher SOC alleine nicht in der Lage, körperliche Gesundheit zu erklären. Flensborg-Madsen et al. trennten in ihrer Studie jedoch konsequent die biologische Komponente von den psychosozialen Komponenten, wie es auch das biomedizinische Model bevorzugt.

2 Fragestellung

Da die Ursachen chronischer Rückenschmerzen – wie bereits beschrieben – nur zum Teil auf der biologischen Ebene zu finden sind und eine erfolgreiche Therapie – wie noch zu beschreiben ist[2] – die Komponente Aktivität mit beinhaltet, stellen sich folgende Fragen:

- Lässt sich ein Zusammenhang zwischen niedrigen SOC-Werten und chronischen Rückenschmerzen feststellen? (Kernfragestellung)
- Zeigen sich darüber hinaus ggf. weitere Zusammenhänge zwischen den individuell gewählten Bewältigungsmaßnahmen und dem SOC-Wert? (Ergänzende Fragestellung)

---

[2] s.v.a. Kapitel 5.4 ab S. 30

3   Methode

Die Basis der vorliegenden Untersuchung bildet die deutsche Übersetzung des 1983 von Antonovsky veröffentlichten 29 Items umfassenden Fragebogen zur Bestimmung des Kohärenzgefühls (Fragebogen zur Lebensorientierung). Die Validität Antonovskys Fragebogen zur Bestimmung des SOC wurden u. a. durch Untersuchungen von Schumacher et al. (2000) bestätigt.

Zusätzlich zu den drei soziodemographischen Fragen (Alter, Geschlecht, Berufsstand), galt es noch, diverse in Anspruch genommene therapeutische und nicht therapeutische Maßnahmen nach ihrer nachhaltigen Wirksamkeit bezüglich der Rückenschmerzen abgestuft zu beurteilen.

Die Fragebogen wurden in einem frankierten und rückadressierten Umschlag – sodass eine anonyme Rückantwort gewährleistet wurde – in den Monaten August und September 2006, über eigene und kollegiale Kontakte im physiotherapeutischen und privaten Bereich, in einer nicht repräsentative Zufallsauswahl, in fünf Bundesländern (Berlin, Nordrhein-Westfalen, Niedersachsen, Brandenburg, Bremen) an 130 Personen verteilt. Das Ergebnis erhebt damit keinen Anspruch auf einen statistisch gesicherten Schluss auf die Grundgesamtheit.

Die Einschlusskriterien betrafen das Alter und das Stadium der Rückenschmerzen.

- Alter zwischen 30 und 60 Jahre.
- Seit mindestens sechs Monaten durchgehend bestehende Rückenschmerzen, in der Interventionsgruppe.

Obwohl sich kritische Stimmen mehren (Rimann & Udris, 1998; Sack et al., 1997; Geyer, 1997), dass der SOC sich im gesamten Lebensverlauf ändere, wurde das Mindestalter auf das Alter festgelegt, dass Antonovsky als das Alter angab, ab dem keine relevanten, dauerhaften Veränderungen des SOC mehr zu erwarten sind, nämlich das 30. Lebensjahr (Bengel et al., 1998). Andererseits wurde die Altershöchstgrenze auf 60 Jahre beschnitten, weil neuere Veröffentlichungen eben doch zeigten, dass sich der SOC verändert und zwar nimmt er jenseits des 60. Lebensjahres wieder ab (Gunzelmann et al., 2000).

Sechs Monate durchgehend bestehende Rückenschmerzen gilt als gängiger Zeitraum für die Definition chronisch unspezifischer Rückenschmerzen (Raspe et al., 2003). Diese Rückenschmerzen durften keiner (scheinbar) eindeutig erklärbaren Ursache unterliegen, wie z. B. nach einem Trauma oder durch kanzeröse Infiltrationen.

Die Kontrollgruppe bildeten 30-60 jährige Menschen, die seit mindestens sechs Monaten keine Rückenschmerzen mehr hatten. Es war wichtig, dass die Gruppe der momentan Beschwerdefreien, vor einem gewissen Zeitraum (in diesem Fall mindestens sechs Monate) selber die Erfahrung von Rückenschmerzen gemacht hat, um evtl. Unterschiede bei den Bewältigungsstrategien auszumachen.

Mir ist die Schwierigkeit bekannt, die Zugehörigkeit des SOC von Patienten mit chronischen Rückenschmerzen von Patienten ohne (chronische) Rückenschmerzen zu unterscheiden. Sie liegt in der Unkenntnis, ob diejenigen Patienten, die momentan keine Rückenschmerzen haben, im schlimmsten Fall nicht schon morgen Rückenschmerzen bekommen, die chronisch werden. Eine Veränderung des SOC in dem Fall ist laut Antonovsky aber nicht zu erwarten, da sich der SOC allgemein nach etwa dem 30. Lebensjahr nicht verändere und sich somit nur der Zeitpunkt des Einstellens der chronischen Rückenschmerzen verzögert. Um diese evtl. zukünftige Chronifizierung neu auftretender Rückenschmerzen zu berücksichtigen, müsste eine Follow-up-Studie nach einem geeigneten Zeitraum stattfinden. Dies war jedoch im Rahmen dieser Studie nicht beabsichtigt und ist durch den anonymen Untersuchungsverlauf, auch nicht mehr möglich.

Die Frage nach anderen chronischen Erkrankungen wurde bewusst aus folgenden Gründen nicht gestellt:

- um mit dieser Diplomarbeit im Rahmen des Physiotherapie-Studiengangs im klassischen Bereich der Physiotherapie zu bleiben,

- da Signifikanzen chronischer Erkrankungen mit dem SOC bereits bestätigt wurden (Eriksson et al., 2005),

- weil bei den z. T. weitläufigen medizinischen Definitionen verschiedener chronischer Erkrankungen Ungenauigkeiten bei der Beantwortung vermutet wurden.

Damit kann nicht signifikant belegt werden, dass ein gemessener niedriger SOC sich ausschließlich auf die chronischen Rückenschmerzen bezieht, sondern evtl. auch auf andere chronische Erkrankungen. Diese Bias wurde aus den oben erwähnten Gründen aber a priori in Kauf genommen.

Die Art der Bewältigungsstrategien sind grob – im Fragebogen unmerklich – nach passiven und aktiven Maßnahmen geordnet. Wobei Krankengymnastik, aktiver Sport, Entspannungstechniken und Yoga den aktiven (selbstständig physisch oder psychisch erbrachte Leistung) und Medikamente/Spritzen, Massagen, Elektrotherapie, Akupunktur, Wärmeanwendungen, Chiropraktik, Osteopath und Bettruhe den passiven Maßnahmen (von Anderen erbrachte Leistung) zugeordnet sind. Die subjektiv nachhaltige Wirksamkeit der einzelnen Maßnahmen konnte abgestuft von 0 = „keine Wirkung" bis zu 6 „sehr große Wirkung" angegeben werden.

Die statistische Analyse der erhaltenen Daten erfolgte mithilfe des Programms SPSS für Windows in der Version 12.0.

4 Ergebnisse

Von 130 verteilten Fragebogen wurden 79 zurückgesandt, die Rücklaufquote beträgt somit 60,77%. 74 Fragebogen (56,92%) wurden vollständig bzw. korrekt ausgefüllt und konnten für die Studie genutzt werden.

4.1 Allgemeine Beschreibung der Stichprobe

Es liegt ein leichtes Übergewicht der weiblichen Befragten vor (Tabelle 1).

Tabelle 1:   Häufigkeitsverteilung „Geschlecht"

		Häufigkeit	Prozent	Gültige Prozente	Kumulierte Prozente
1 weiblich		42	56,8	56,8	56,8
2 männlich		32	43,2	43,2	100,0
	Gesamt	74	100,0	100,0	

18

Der Altersdurchschnitt liegt bei etwa 42 Jahren mit einer Standardabweichung von etwa 10 Jahren. Etwa 68% aller Befragten liegen im Altersbereich zwischen 32 und 52 Jahren (Tabelle 2).

Tabelle 2:   Verteilungsparameter „Alter"

	N	Minimum	Maximum	Mittelwert	Standardabweichung
Alter	74	30	60	42,14	9,701

Die Stichprobe umfasst etwas mehr schmerzfreie Personen als Personen mit chronischen Rückenschmerzen (Tabelle 3).

Tabelle 3:   Häufigkeitsverteilung „Stadium"

	Häufigkeit	Prozent	Gültige Prozente	Kumulierte Prozente
1 chronisch	34	45,9	45,9	45,9
2 kein Schmerz	40	54,1	54,1	100,0

4.2 Erfassung des Kohärenzgefühls

Die Range des 29 Items umfassenden Fragebogens ist 29-203. Der Summenscore der Befragten liegt zwischen 84 und 189 mit einem Mittelwert von 144,07 bei einer Standardabweichung von 22,99. Analog dazu liegen die SOC-Skalenmittelwerte zwischen 2,90 und 6,52, Mittelwert 4,97, Standardabweichung 0,79. Diese Werte kommen dem im Jahr 1998 von Schumacher et al. gemessenen bundesweiten Durchschnitt (n = 2005, repräsentativ), von 145,66 (Mittelwert 5,02), sehr nahe[3] (Tabelle 4).

Tabelle 4:   Deskriptive Statistik der SOC-Werte

	N	Minimum	Maximum	Mittelwert	Standardabweichung
Summenscore [sum_soc]	74	84,00	189,00	**144,0676**	22,99454
Mittelwert [mean_soc]	74	2,90	6,52	4,9678	,79292

---

[3] Hannöver et al. (2004), fanden in einer auf die Region Lübeck beschränkten Umfrage an 4002 Personen, einen SOC-Mittelwert von 155.

Eine **Reliabilitätsanalyse** der SOC-Skala ergab die folgenden Werte:

Die Skalenreliablität liegt mit 0,90 (Cronbachs Alpha) vergleichsweise hoch bzw. ist absolut ausreichend für alle weiteren Auswertungsschritte.

Die jeweils analoge Überprüfung der SOC-Subskalen ergab ebenfalls zumindest befriedigende Reliabilitätswerte (jeweils Cronbachs Alpha): „Verstehbarkeit" = 0,83, „Handhabbarkeit" = 0,77, „Bedeutsamkeit" = 0,80.

Allerdings erbrachte die folgende Überprüfung der faktoriellen Übereinstimmung der Subskalen mit dem theoretischen Konzept Antonovskys keine befriedigenden Ergebnisse. Mit einer Faktorenanalyse (Hauptkomponentenanalyse ohne Rotation) konnten insgesamt acht Faktoren mit Eigenwerten über eins extrahiert werden. Allerdings deutete der Eigenwertabfall vielmehr auf eine einfaktorielle Struktur der Items hin (der erste Faktor erklärt fast ein Drittel der gesamten Skalenvarianz). Darüber hinaus entsprachen die Faktorladungen in einer probehalber vorgenommenen Dreifaktorenlösung weitgehend nicht der von Antonovsky (theoretisch) vorgenommenen Zuordnung zu den Subskalen. Nun ist es jedoch häufig so, dass - je kürzer ein Instrument ist - desto niedriger ist die innere Konsistenz. Ein Argument, dass jedoch für die Kürze eines Instruments (gerade im klinischen Bereich) spricht, ist die Praktikabilität. Sie wird in Burns & Grove (2001) als ein Gütekriterium (bzw. characteristic) eines guten Outcome-Instruments aufgeführt. Die fehlende innere Konsistenz bezieht sich ja zunächst einmal auf das Instrument und nicht auf das theoretische Konzept Antonovskys. Das Instrument wiederum muss, um praktikabel zu sein, kurz, prägnant, usw. sein. Damit ist jedoch die Wahrscheinlichkeit größer, dass die innere Konsistenz einfaktoriell wird. Ergo: Problem ist das Instrument, hierbei jedoch lediglich die innere Konsistenz (Validität), denn: Je besser die Validität, desto schlechter die Reliabilität und umgekehrt[4].

4.3   Gruppenunterschiede „Kohärenzgefühl"

Für die beiden Befragtengruppen konnte ein sehr signifikanter und hypothesenkonformer Mittelwertunterschied (t-Test) dahin gehend nachgewiesen werden, dass die Pati-

---

[4] Für eine weiterführende Diskussion zu diesem Problem, siehe auch: Schumacher et al. (2000) S. 473 & 480.

entengruppe im Mittel deutlich niedrigere SOC-Werte aufweist als die Kontrollgruppe ($t(72) = 3.06, p < .01$ = hoch signifikant, zweiseitig) (Tabelle 5 & 6).

Tabelle 5:   SOC-Summenscores und -Mittelwerte nach Befragtengruppen

		Summenscore [sum_soc]			Mittelwert [mean_soc]		
		An-zahl	Mittelwert	Standardabwei-chung	Anzahl	Mittelwert	Standardabwei-chung
Sex	1 weiblich	42	144,00	22,54	42	4,97	,78
	2 männlich	32	144,16	23,94	32	4,97	,83
Alters-gruppe	1 bis 40 Jahre	37	140,16	23,52	37	4,83	,81
	2 41 bis 49 Jahre	19	144,58	20,61	19	4,99	,71
	3 50 Jahre und älter	18	151,56	23,60	18	5,23	,81
Stadium	1 chronisch	34	**135,68**	23,53	34	**4,68**	,81
	2 kein Schmerz	40	**151,20**	20,19	40	**5,21**	,70
Beruf	1 Arbeiter/in	2	133,00	4,24	2	4,59	,15
	2 Angestellt/er	27	145,78	22,54	27	5,03	,78
	3 Beamte/r	21	153,14	17,10	21	5,28	,59
	4 Selbständige/r	11	136,73	25,54	11	4,71	,88
	5 Rentner/in	3	117,67	14,57	3	4,06	,50
	6 Pensionär/in	2	130,00	65,05	2	4,48	2,24
	7 Student/in	3	127,67	15,53	3	4,40	,54
	8 Arbeitsunfähig-e/r	1	151,00	.	1	5,21	.
	10 Sonstiges	4	148,00	24,59	4	5,10	,85

Tabelle 6:   Mittelwertvergleich (t-Test) Chroniker vs. Schmerzfreie

		Levene-Test der Varianzgleichheit		T-Test für die Mittelwertgleichheit				
		F	Signifikanz	T	df	Sig. (2seitig)	Mittlere Diffe-renz	Standardfehler der Differenz
mean_soc	Varianzen sind gleich	,407	,526	-3,055	72	,003	-,53529	,17523
	Varianzen sind nicht gleich			-3,017	65,517	,004	-,53529	,17743

Parameter des t-Tests; Beachte: Der Levene-Test auf Varianzgleichheit ist nicht signifikant, d. h. die Varianzen sind gleich, d. h. die obere Zeile gilt.

In dieser Untersuchung liegt die Differenz bei 15,52 Punkten (im Mittelwert bei 0,53). Der SOC der befragten Personen mit chronischen Rückenschmerzen liegt dabei 8,39 Punkte (Mittelwert 0,29) unter dem Durchschnitt dieser Untersuchung und 9,98 Punkte (Mittelwert 0,34) unter dem Durchschnitt der bundesweit repräsentativen Untersuchung von Schumacher et al. (2000). Der SOC der Befragten ohne Rückenschmerz liegt 7,13 Punkte (Mittelwert 0,24) über dem Durchschnittswert dieser Untersuchung und 5,54 (Mittelwert 0,19) über dem der Untersuchung von Schumacher et al..

Die SOC-Werte bei beiden Geschlechtern sind fast identisch. Ein ansteigender SOC-Wert mit den Altersgruppen ist vorhanden, statistisch allerdings nicht signifikant (p = .1). Zu anderen Ergebnissen – allerdings mit viel umfangreicheren Untersuchungen – kommen Sack et al. (1997), Schumacher et al. (2000) und Gunzelmann et al. (2000). Was das Geschlecht angeht, haben Männer ein höheres Kohärenzgefühl als Frauen und was das Alter betrifft, finden besonders Gunzelmann et al., eine Abnahme des SOC mit zunehmendem Alter.

Bei den Berufsgruppen ist dagegen nur schwerlich ein eindeutiger Effekt auszumachen. Die beiden größten Gruppen unterscheiden sich leicht, aber nicht signifikant (Beamte mit höheren Werten als Angestellte), alle anderen Gruppen sind für eine verlässliche Aussage zu klein.

Ein angeschlossener Vergleich, der nach Terzilen (bezogen auf die Gesamtstichprobe) kategorisierten SOC-Werte zwischen den beiden Befragtengruppen, bestätigte und verdeutlichte den o. g. Befund (Abbildung 1).

Abbildung 1: Häufigkeiten der SOC-Wertekategorien (Terzile) nach Befragtengruppe

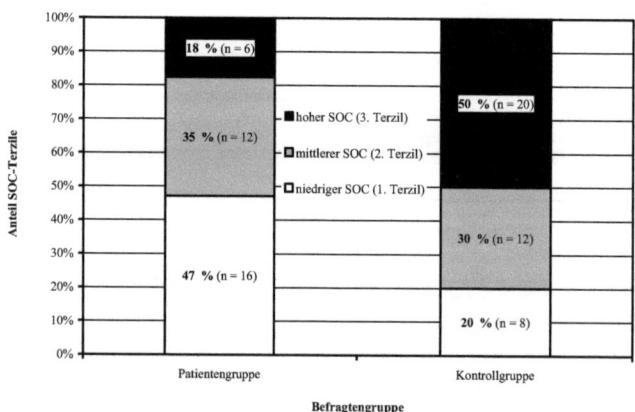

Nahezu die Hälfte der Befragten der Patientengruppe haben SOC-Werte im unteren Terzil und nur 18 % erreichen Werte im oberen Terzil der Gesamtstichprobe. Bei den

22

Befragten der Kontrollgruppe zeigt sich hingegen eine nahezu entgegengesetzte Verteilung (20 % im unteren, 50 % im oberen Terzil. Dieser Unterschied in der Verteilung erwies sich als statistisch bedeutsam ($\chi 2$ (2, N = 74) = 9.78, $p < .01$, asymptotisch, zweiseitig).

Ein weiterer signifikanter Zusammenhang zeigte sich auch beim Krankheits-Stadium und der der kognitiven Eigenschaft zugeordneten Subskala *Handhabbarkeit*. Die unter chronischen Rückenschmerzen leidenden Befragten wiesen im Mittelwertvergleich (t-Test) gegenüber den schmerzfreien Befragten signifikant niedrigere Werte für diese Subskala auf ($M_{Pat.}$ = 140.11, $SD_{Pat.}$ = 27.14 vs. $M_{Kontr.}$ = 159.43, $SD_{Kontr.}$ = 18.57, $t(58.94)$ = -3.55, $p < .01$). Die Subskala *Handhabbarkeit* ist damit zugleich in dieser Untersuchung die hauptverantwortliche Komponente für den signifikant niedrigeren SOC-Wert der Patientengruppe (Tabelle 8 & 9).

Tabelle 8: Zusammenhang Stadium und Handhabbarkeitskomponente

	Stadium	N	Mittelwert	Standardabweichung
mean_s_H	1 chronisch	34	**140,11**	27,139
	2 kein Schmerz	40	**159,43**	18,569

Tabelle 9:   Mittelwertvergleich (t-Test) Stadium und Handhabbarkeit

		Levene-Test der Varianzgleichheit		T-Test für die Mittelwertgleichheit		
		F	Signifikanz	T	df	Sig. (2-seitig)
mean_s_H	Varianzen sind gleich	4,020	,049			
	Varianzen sind nicht gleich			-3,547	58,939	,001

Für die Einschätzung von „Sport" als Bewältigungsstrategie zeigt sich ein signifikant positiver Zusammenhang mit der Handhabbarkeitskomponente (p < .001).

4.4   Gruppenunterschiede „Bewältigungsstrategien"

Die in diesem Kapitel folgenden Tabellen zeigen die subjektiven Einschätzungen der Befragten bezüglich der nachhaltig wirksamsten Bewältigungsstrategien auf.

Für jeden Befragten wurden jeweils Mittelwerte der Wirksamkeitseinschätzungen der vier aktiven sowie der acht passiven Bewältigungsstrategien gebildet. Hinsichtlich dieser gemittelten Wirksamkeitseinschätzung konnte für keine der Subgruppen (Geschlecht, Alter, Stadium) ein signifikanter Mittelwertsunterschied nachgewiesen werden (t-Test bzw. ANOVA). Beim vertiefenden Vergleich der Einzelmaßnahmen zeigten sich signifikante Effekte für die Wirksamkeitseinschätzung von Entspannungstechniken in Abhängigkeit vom Alter der Befragten (ANOVA), insoweit als jüngere Befragte die Maßnahme als wirksamer einschätzen ($M_{bis\ 40\ Jahre}$ = 4.50, $SD_{bis\ 40\ Jahre}$ = 1.18 vs. M_{41-49} $_{Jahre}$ = 3.11, $SD_{41-49\ Jahre}$ = 1.69 vs. $M_{50\ Jahre\ und\ älter}$ = 1.25, $SD_{50\ Jahre\ und\ älter}$ = 1.50, $F(2, 20)$ = 7.44, $p < .01$).

Abbildung 2 vergleicht die gemittelten Einschätzungen der Wirksamkeit der insgesamt 12 Bewältigungsmaßnamen für die beiden Befragtengruppen.

Abbildung 2: Mittlere Wirksamkeitseinschätzungen der Bewältigungsmaßnahmen nach Befragtengruppe

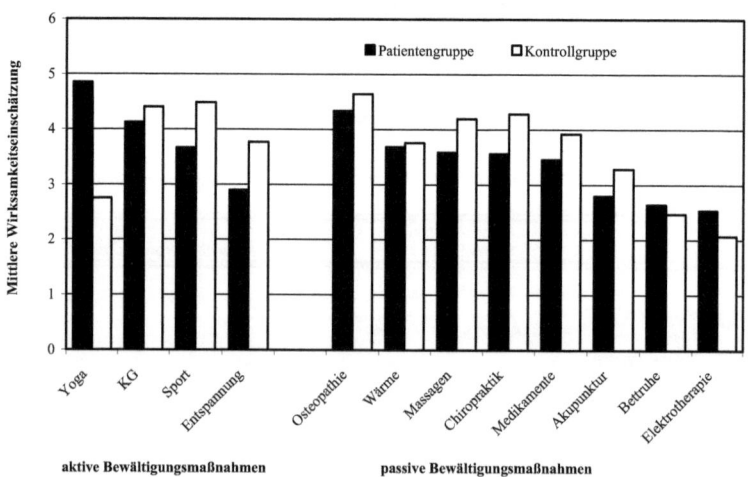

Anmerkung zur Abbildung 2: Die Maßnahmen sind zunächst nach aktiv und passiv und innerhalb dieser Gruppen nach absteigender Wirksamkeitseinschätzung angeordnet. Im t-Test ergaben sich keine signifikanten Unterschiede in der Einschätzung der Bewältigungsmaßnahmen zwischen den Befragtengruppen (*p<0.05).

Dass passive Therapieformen von Patienten mit chronischen Rückenschmerzen aktiven Therapieformen gerne vorgezogen werden, so wie es Osthus & Jacobi (2002) in ihrem

Bericht schildern, konnte in dieser Untersuchung weder signifikant noch deskriptiv nachgewiesen werden:

- Chroniker: Aktive Maßnahmen = 3,90 (n = 32, p > .16) zu passiven Maßnahmen = 3,41 (n = 33, p > .11).
- Kontrollgruppe: Aktive Maßnahmen = 4,32 (n = 38) zu passiven Maßnahmen = 3,83 (n = 40).

Betrachtet man deskriptiv die drei wirksamsten Therapien, die von den beiden stadiumzugehörigen Gruppen angegeben wurden, ergibt sich für die Chroniker;
- Yoga (Mittelwert = 4,86) vor Osteopathie (4,33) und Krankengymnastik (4,12).

Die Kontrollgruppe bewertet;
- Osteopathie hoch (4,64) gefolgt von Sport (4,48) und Krankengymnastik (4,40).

Elektrotherapie und Bettruhe werden von beiden Gruppen am schlechtesten bewertet. Gefolgt von Akupunktur bei den Chronikern und Yoga bei der Kontrollgruppe.

Die ärztlichen Maßnahmen Medikamente/Spritzen und Chiropraktik, rangierten bei beiden Gruppen im Mittelfeld.

Chroniker;
- Chiropraktik an siebter (3,56) und Medikamente/Spritzen an achter Stelle (3,45).

Kontrollgruppe;
- Chiropraktik an vierter (4,28) und Medikamente/Spritzen an sechster Stelle (3,92).

Bei der Einschätzung unterscheiden sich die Geschlechter nicht.

Die Bewältigungsstrategie Massagen kommt der Signifikanz mit p = .051 nah, wobei sie von den chronisch Betroffenen als weniger wirksam eingestuft wird, als von der Kontrollgruppe.

Bei den Berufsgruppen ist einzig die Einschätzung der Wirksamkeit von Medikamente/Spritzen signifikant unterschiedlich, Beamte schätzen diese besser ein als Angestellte (p = .02) (Tabelle 11).

Tabelle 11: Mittelwerte der Bewältigungsstrategien nach Befragtengruppen

		Med.	KG	Sport	Mass.	Elektro.	Akup.	Yoga	Wärme	Chirop.	Entsp.	Osteop.	Bett.
Sex	1 weiblich	3,88	4,52	3,82	3,83	2,38	2,92	4,38	3,78	3,61	2,93	4,58	2,88
	2 männlich	3,48	4,00	4,43	4,04	2,17	3,25	3,33	3,67	4,31	4,25	4,38	2,20
Altersgruppe	1 30 bis 40 Jahre	3,60	4,36	4,31	3,83	2,54	3,11	4,71	3,92	4,31	4,50	5,11	2,25
	2 41 bis 49 Jahre	4,00	4,12	3,64	4,23	1,75	,67	3,00	4,00	4,00	3,11	4,00	2,56
	3 50 bis 60 Jahre	3,54	4,33	4,11	3,85	2,43	4,20	.	3,19	3,13	1,25	4,00	3,33
Stadium	1 chronisch	3,45	4,12	3,67	3,58	2,54	2,80	4,86	3,68	3,56	2,90	4,33	2,64
	2 keine	3,92	4,40	4,48	4,19	2,07	3,29	2,75	3,76	4,28	3,77	4,64	2,47
Beruf	1 Arbeiter/in	2,50	.	2,00	.	6,00	.	.	.	4,00	5,00	.	.
	2 Angestellt/er	3,00	4,38	4,84	4,10	2,00	3,43	5,00	3,40	3,83	4,00	4,57	2,42
	3 Beamte/r	4,36	4,26	4,07	4,00	1,78	2,00	2,67	3,94	3,89	2,83	4,00	1,89
	4 Selbständige/r	4,67	4,22	3,00	3,67	2,00	3,33	4,00	4,33	4,50	4,00	6,00	3,40
	5 Rentner/in	3,67	4,67	3,00	3,50	3,50	5,00	.	3,67	2,33	,00	3,00	5,00
	6 Pensionär/in	5,00	5,00	.	6,00	5,00	.	.	5,00	.	.	.	.
	7 Student/in	2,00	2,00	4,50	3,00	.	.	.	3,00	5,00	4,00	.	,00
	8 Arbeitsunfähige/r	1,00	1,00	.	3,00	.	.	.	,00	.	,00	.	3,00
	10 Sonstiges	4,00	4,75	3,00	4,00	2,00	.	5,00	4,50	6,00	.	6,00	4,00

Die Wirksamkeit der Bewältigungsstrategien bei den in oberes und unteres SOC-Terzil aufgeteilten Befragten ergab keine Signifikanz.

Die drei wirksamsten angegebenen Bewältigungsstrategien bei der Population mit einem hohen SOC sind deskriptiv;

- Krankengymnastik vor aktivem Sport und Osteopathie.

Die Gruppe mit dem niedrigen SOC empfand ebenfalls die Physiotherapie und die Osteopathie als wirksam, jedoch nicht in der gleichen Reihenfolge;

- Osteopathie stand hier vor Yoga und Physiotherapie.

Elektrotherapie, Akupunktur und Yoga (aufsteigende Reihenfolge) halfen den Befragten mit hohem SOC dagegen am wenigsten.

Bettruhe, Elektrotherapie und Akupunktur (aufsteigende Reihenfolge) brachten den subjektiv geringsten Erfolg bei der Gruppe mit niedrigem SOC (Tabelle 12).

Tabelle 12: Mittelwerte der Bewältigungsstrategien nach SOC Kontrastgruppen (oberes vs. unteres Terzil)

soc_terz		N	Mittelwert	Standardabweichung	Standardfehler des Mittelwertes
Medikamente	3 Oberes Drittel	19	3,9474	1,31122	,30081
	1 Unteres Drittel	15	3,8667	1,50555	,38873
KG	3 Oberes Drittel	22	**4,7727**	,86914	,18530
	1 Unteres Drittel	20	**4,2500**	1,29269	,28905
Sport	3 Oberes Drittel	17	**4,4118**	1,69775	,41176
	1 Unteres Drittel	15	3,6667	1,54303	,39841
Massagen	3 Oberes Drittel	22	4,1818	1,22032	,26017
	1 Unteres Drittel	20	3,6500	1,03999	,23255
Elektrotherapie	3 Oberes Drittel	10	*1,8000*	1,39841	,44222
	1 Unteres Drittel	11	*2,7273*	1,19087	,35906
Akupunktur	3 Oberes Drittel	8	*2,6250*	1,76777	,62500
	1 Unteres Drittel	5	*3,0000*	2,34521	1,04881
Yoga	3 Oberes Drittel	3	*2,6667*	2,30940	1,33333
	1 Unteres Drittel	6	**4,6667**	1,50555	,61464
Wärme	3 Oberes Drittel	21	4,0476	1,43095	,31226
	1 Unteres Drittel	20	3,7500	1,20852	,27023
Chiropr	3 Oberes Drittel	13	4,0000	1,29099	,35806
	1 Unteres Drittel	13	4,0769	1,38212	,38333
Entspannungst	3 Oberes Drittel	7	3,5714	2,14920	,81232
	1 Unteres Drittel	10	3,5000	1,77951	,56273
Osteopath	3 Oberes Drittel	10	**4,4000**	1,95505	,61824
	1 Unteres Drittel	7	**4,7143**	1,70434	,64418
Bettruhe	3 Oberes Drittel	11	2,8182	1,94001	,58493
	1 Unteres Drittel	11	*2,4545*	1,57249	,47412

Die höchsten Werte sind **fett**, die niedrigsten Werte fett und *kursiv* gekennzeichnet.

Zählt man alle vier Gruppen (Stadium bzw. SOC-Zugehörigkeit) zusammen, wird der Osteopathie die beste Wirksamkeit zugestanden, gefolgt von Physiotherapie und aktivem Sport.

Umgekehrt schneidet die Elektrotherapie am schlechtesten ab, gefolgt von Bettruhe und Akupunktur. Diese Ergebnisse decken sich mit den Empfehlungen der europäischen Arbeitsgemeinschaften „Guidelines for acute nonspecific low back pain" (2004) und „Guidelines for chronic nonspecific low back pain" (2005), die u. a. Elektrotherapie und Bettruhe als Therapien bei Rückenschmerzen nicht empfehlen[5].

5 Diskussion und Ausblick

In dieser Untersuchung konnte ein hoch-signifikant niedrigerer SOC-Wert bei Patienten mit chronischen Rückenschmerzen nachgewiesen werden. Dadurch könnte in der Tat die Chronifizierung akuter Rückenschmerzen abhängig von den dem SOC inhärenten individuellen Grundhaltungen gegenüber der Welt und dem Leben zusammenhängen. Das Ergebnis bestätigt zudem die Schlussfolgerungen bereits genannter Autoren in Bezug auf SOC und körperliches Befinden.

Auf welcher Ebene (Schmerz, Behinderung, Leid) die Linderung der – zunächst akuten – Rückenschmerzen bzw. die Umwandlung in chronische Rückenschmerzen erfolgte, ist damit aber nicht geklärt. Es scheint jedoch so, dass die kognitive Komponente *Handhabbarkeit*, mehr als die Komponenten *Verstehbarkeit* und *Bedeutsamkeit*, die maßgebliche Rolle innerhalb des Kohärenzgefühls bei der Chronifizierung von Rückenschmerzen spielt.

Ein Gesamt-SOC oder Stadium abhängiges Aktivitätsniveau konnte nicht nachgewiesen werden. Die nach SOC oder Stadium unterscheidbaren Gruppen schätzen die zur Wahl stehenden Bewältigungsstrategien auch unabhängig von Passivität und Aktivität ungefähr gleichwertig in ihrer Wirksamkeit ein. Es besteht allein ein Bezug zwischen

---

[5] www.backpaineurope.org und http://www.schmerzambulanz.humanmedizin-goettingen.de/rs_leitlinien.pdf [22.11.2006].

der Komponente der *Handhabbarkeit* und der Wirksamkeitseinschätzung von aktivem Sport bei Rückenschmerzen.

Im Folgenden soll die Frage erörtert werden, ob Möglichkeiten bestehen durch eine gezielte Steigerung des SOC als 'Therapiemaßnahme', Rückenschmerzen bzw. das Bewusstsein 'an Rückenschmerzen zu leiden' verringern zu können. Dabei werden mögliche Methoden betrachtet, denen diese SOC-Steigerung z. T. 'direkt' schon gelungen sind und Behandlungen, die als effiziente Mittel gelten, – chronische – Rückenschmerzen zu therapieren, um so mögliche Rückschlüsse bezüglich einer SOC-Steigerung zu schließen.

5.1 Die „Fluss-Metapher"

Antonovsky verwendete zur Verdeutlichung seines salutogenetischen Modells eine Fluss-Metapher, bei der er Erkrankungen mit einem Fluss verglich, in den jeder Mensch im Laufe seines Lebens hineinfallen kann. Nun gibt es drei Möglichkeiten, der betroffenen Person diese Phase ihres Lebens zu erleichtern.

1. Es kann versucht werden, gefährliche Hindernisse aus dem Weg zu räumen, Strömungen, Stromschnellen und Strudel zu entschärfen. Dieses Vorgehen entspricht gesundheitspolitischen Aufgaben (z. B. Richtlinien zur Schadstoffbegrenzung für Dinge des täglichen Gebrauchs, Regeln für Arbeitszeiten und Arbeitsbedingung und die Entwicklung und Verbreitung von Informationen, die allgemein als gesundheitsprotektiv gelten usw).

2. Besonders verbreitet sind die Versuche, den im Fluss Befindlichen aus dem Fluss „herauszufischen". Dies ist mit den kurativen medizinischen Bemühungen gleichzusetzen.

3. Der Person wird das Schwimmen beigebracht. Dieser Punkt meint die **Stärkung des SOC**, zumindest aber der Bewusstmachung der eigenen Verantwortung für die Situation, in der man sich gerade befindet.

Dieser dritte und entscheidende Punkt, erscheint aufgrund der vorliegenden Untersuchung als eine sinnvolle Maßnahme zur Prävention und Behandlung chronischer Rückenschmerzen. In der Medizin ist dieser Ansatz noch sehr jung, zumal Wege zur Stärkung des SOC erst genauer identifiziert werden müssen (Bengel et al. 1998).

5.2 Entwicklung des Kohärenzgefühls

Antonovsky beschrieb die Entwicklung des SOC durch bestimmte Lebenserfahrungen, die während der Entwicklungsstufen vom Säuglings- bis zum Erwachsenenalter gemacht werden, als ein dynamisches Phänomen. Gekennzeichnet sind diese Lebenserfahrungen durch ihre *Konsistenz*, der *Balance von Unter- und Überforderung* und der *Teilhabe an Entscheidungsprozessen*. Diese drei „Muster der Lebenserfahrung" wie Antonovsky sie nannte, sollten bestenfalls immer zeitgleich vorhanden sein. D. h. erst wenn eine Lebenserfahrung konsistent ist, diese durch eigenes Tun und Entscheiden beeinflussbar ist und die Probleme und Aufgaben, die aus ihr resultieren, die Person weder Unter- noch Überfordern, ist eine Stärkung des SOC zu erwarten. Antonovsky ordnete die Muster der Lebenserfahrungen den drei Komponenten des SOC wie folgt zu: „Konsistente Erfahrungen schaffen die Basis für die *Verstehbarkeitskomponente*, eine gute Belastungsbalance [,] diejenige für die *Handhabbarkeitskomponente* und [...] die Partizipation an der Gestaltung des Handlungsergebnisses diejenige für die *Bedeutsamkeitskomponente*" (1997, S. 93). Wichtig für die Bedeutsamkeitskomponente ist zudem, dass die Entscheidungsprozesse, an deren Gestaltung man teilnimmt, sozial anerkannt sind. So erläutert Antonovsky, dass eine Hausfrau, deren soziale Rolle von der gesellschaftlichen Mehrheit unterbewertet wird, auch selbst die Bedeutsamkeit der Ergebnisse ihrer Aktivitäten unterbewertet. „Eine Welt, die wir somit als gleichgültig gegenüber unserer Handlung erleben, wird schließlich eine Welt ohne jede Bedeutung" (ebd.).

Zu beachten ist, dass die Muster unabhängig von moralischen Werten sind. So bescheinigte Antonovsky ,Nazigrößen' und anderen historischen in der Gesellschaft als unmoralisch geltenden Menschen ebenfalls ein hohes Kohärenzgefühl (Antonovsky 1997, S. 104).

Zu den ersten konsistenten und partizipatorischen Erfahrungen, die ein Säugling macht, gehören die Reaktionen der Erziehungspersonen (Eltern) wenn es ein physisches Bedürfnis oder Unbehagen kundtut. Wird es gefüttert, getröstet, in den Schlaf gewiegt, oder eben nicht? Im späteren Alter, wenn psychische Bedürfnisse deutlicher werden und darauf auch die Reaktion der sozialen Umgebung, begreift der junge Mensch, dass auch diese Reaktionen von einer Norm abzuleiten sind und sich nicht ständig verändern. Ändern sich die Normen im Verlauf des noch jungen Lebens jedoch, werden auch die Erfahrungen inkonsistent.

Die optimale Belastungsbalance für den Säugling herauszufinden, liegt im Feingefühl pädagogischer Interaktion verborgen. Sind, die Sauberkeitserziehung auch der physiologischen Reife, die Umwelteinflüsse dem Schlafumfang und der Nahrungsumfang auch den biologischen Bedürfnissen angepasst? Je autonomer ein Lebewesen wird, umso besser kann es seine Belastungsbalance beeinflussen.

In der Adoleszenz sind es zunehmend Peergruppen und weniger die familiäre Situation, die nun Einfluss auf die Muster übernehmen.

Im Erwachsenenalter bestimmt nun das soziale Umfeld, das man sich selbst geschaffen hat, die Dynamik des SOC. In diesem Lebensabschnitt bestimmen soziale Verpflichtungen und Rollen und die (mehr oder weniger) selbst gewählte berufliche Richtung die folgenden Jahre. Da nun Konsistenz, Belastungsbalance und die Teilhabe an Entscheidungsprozessen überschaubarer werden, ist eine nennenswerte Veränderung des SOC nicht mehr zu erwarten. Vielmehr kann sich der SOC nun festigen.

Erst wenn diese Überschaubarkeit über die kommenden Lebensabschnitte durch tief greifende Einschnitte jäh erschüttert wird, bescheinigt Antonovsky dem SOC die Möglichkeit einer längerfristigen Veränderung. Solche Einschnitte wären z. B. Kriege, unerwarteter Verlust sehr nahestehender Personen, konsequente und länger dauernde Psychotherapie, neue glückliche Heirat, Umzug in ein fremdes Land u. ä. (Antonovsky, 1997).

Die Heranreifung des SOC vollzieht sich also in den frühen Lebensjahren, dessen Festigung in den darauf folgenden. So gesehen findet die Prophylaxe für Erkrankungen bereits in der frühen Pädagogik statt.

Antonovskys Annahme, nach der sich der SOC jenseits des 30. Lebensjahres nicht mehr gravierend verändere, beruht allerdings auf den soziokulturellen Gegebenheiten der 1970er Jahre. Diese soziokulturellen Umstände haben sich jedoch heute zu Beginn des 21. Jahrhunderts verändert. Verlängerte Studienzeiten, spätere Familiengründung, lebenslanges Lernen im Beruf und unsichere Arbeitsmarktsituation sind einige Stichwörter die darauf schließen lassen, dass sich persönliche Lebensentwürfe momentan erst in der vierten Lebensdekade festigen.

5.3 SOC-Steigerung durch kognitive Maßnahmen

Es gibt bereits verschiedene Programme, die z. T. durch eine Persönlichkeitsentwicklung, die Stärkung des SOC zum Ziel haben. Einige davon sind sogar als Weiterbildungsprogramme von der Ärztekammer Niedersachsen anerkannt[6]. Andere werden im Folgenden vorgestellt:

5.3.1 Mind/Body-Medicine

Die besonders in Nordamerika verbreitete *Mind/Body-Medicine* (MBM. In Deutschland der integrativen Medizin vergleichbar) verfolgt salutogene Therapieansätze, um die Selbstheilungskräfte im Menschen zu aktivieren. Das *National Center for Complementary and Alternative Medicine* (NCCAM) in den USA definiert MBM folgendermaßen: "Mind-body medicine focuses on the interactions among the brain, mind, body, and behavior, and the powerful ways in which emotional, mental, social, spiritual, and behavioral factors can directly affect health. It regards as fundamental an approach that respects and enhances each person's capacity for self-knowledge and self-care, and it emphasizes techniques that are grounded in this approach. [...] The field views illness as an opportunity for personal growth and transformation"[7].

Die MBM bedient sich dabei Methoden und Techniken wie Yoga, Tai Chi, Qigon, Meditation, Hypnose, Autogenes Training, Vorstellungsübungen, kognitiv-behaviorale Techniken, Spiritualität (ebd.) und der hauptsächlich in Europa verwendeten Ordnungstherapie (Dobos et al., 2006). Den der MBM zugerechneten Techniken gemein ist ihr

---

[6] siehe www.salutogenese-zentrum.de/index.php?fid=4&tmpl=b2249ed298ce2032abee4997622d6d23 [15.11.2006]
[7] http://nccam.nih.gov/health/backgrounds/mindbody.htm [13.11.06.]

aktiver Charakter (Hypnose ausgenommen), weil vom Patienten immer eine aktive Mitarbeit bei der Gestaltung seiner Lebensführung erwartet wird. Weiterhin lässt sich als grobe gemeinsame Zielrichtung Stressreduktion durch positiven Umgang mit Stress ausmachen. Diesem Ansatz entspricht auch folgende Aussage von Geisselhart „Da Stress im Leben unvermeidlich ist, sollte man lernen, positiv damit umzugehen." (Geiselhart & Hofmann-Burkart, 2006).

Die Patienten sollen befähigt werden, ihre eigenen Quellen der Gesunderhaltung zu finden und sie evtl. direkt in Stresssituationen einsetzen zu können. Eine gezielte Selbstbehandlungsstrategie stärkt dabei das Gefühl der *Handhabbarkeit* (Hengeveld, 2006). Oder sie versuchen dysfunktionale Kognitionen (z. B. Depressionen, Katastrophisierung) umzupolen, um diese Gedanken in Stresssituationen kontrollieren zu können, damit Stress gar nicht erst entsteht (Wippert, 2006). Einige kognitive Techniken befassen sich mit emotionsorientierter Bewältigung, durch das Erkennen von selbstschädigenden Gedanken und dem Ersetzen durch förderliche Gedanken. Meditative Methoden hingegen schulen die bewusste, primär emotionale, Entspannungs- und Erholungsfähigkeit. Die dauerhaft schmerzlindernde Wirkung von (auf Achtsamkeit ausgelegter) Meditation konnte Jon Kabat-Zinn als einer der Ersten bereits 1986 belegen und aktuell Orme-Johnson et al. in einer MRT gestützten Untersuchung bestätigen (Orme-Johnson et al. 2006). Flankierend zu den bereits genannten MBM-Techniken kommen noch bewegungs- und ernährungstherapeutische Unterweisungen zum Einsatz.

5.3.2 „Die Heldenreise"

Der stärkste Anstieg des SOC findet Mittermair (2003) zufolge nach der Teilnahme des Intensiv-Seminars „Die Heldenreise" statt.[8]

Diese arbeitet mit Methoden der Humanistischen Psychologie, kombiniert mit imaginativen, kreativen und kognitiven Techniken. Die Absicht der Heldenreise liegt in der Bewusstmachung der Potenziale eigener Möglichkeiten, seiner Selbstkonzepte, seiner Grundeinstellungen und seines selbst gesteuerten Verhaltens, und in dem Versuch diese

---

[8] Hierzu ist anzumerken, dass „Die Heldenreise" so nicht unmittelbar von der MBM angewandt wird, jedoch inhaltliche Ähnlichkeiten aufweist

ggf. zu verändern. Dadurch soll eine bessere *Verstehbarkeit* und *Handhabbarkeit* des eigenen Lebens erreicht werden.

Das Seminar „Die Heldenreise" geht davon aus, dass in jedem Menschen ein Grundkonflikt besteht. Einerseits zwischen dem „Helden", dem Teil der Persönlichkeit, der wachsen, sich weiterentwickeln will, der Kontakt sucht, einer Vision folgen und erfolgreich sein will und einem anderen, dem weitgehend unbewussten Teil, psychologisch gesehen dem „Widerstand", der hemmt, bremst und von Ängsten geleitet ist. Dieser Konflikt soll im Seminar bearbeitet und gelöst werden (ebd.).

In einer Längsschnittstudie fand Mittermair, eine höchstsignifkante Verbesserung des SOC direkt nach dem Seminar um 8,87 Punkte von 135,46 auf 144,33. Nach 10-12 Monaten verbesserte sich der SOC nochmals um 3,66 auf nun 147,99 Punkte.

Es handelt sich also bei der Veränderung nicht um einen „Honeymoon"-Effekt, der sich nach dem Kurs wieder verliert, sondern um eine bleibende und sich evtl. weiter fortsetzende Verbesserung.

5.4 SOC-Steigerung durch physische Maßnahmen

Die Daten dieser Untersuchung konnten keinen direkten Zusammenhang zwischen SOC und Aktivität feststellen. Zu beachten ist jedoch, dass die gemachten Angaben bezüglich der Bewältigungsstrategie **rein subjektive Wirksamkeitseinschätzungen** sind und die Stichprobe nicht sehr groß ist. Auch nach gründlicher Literaturrecherche konnte nicht (eindeutig) geklärt werden, inwieweit Aktivität, sprich Bewegung, Einfluss auf Veränderungen des SOC hat. Laut der hier vorliegenden Daten könnte es nur indirekt eine Beziehung zwischen SOC und Aktivitäten geben.

➤ Ein hoher SOC schützt vor chronischen Rückenschmerzen.

➤ Die gegen chronischen Rückenschmerz objektiv erfolgreichsten Maßnahmen beinhalten alle primär aktive und aktivierende Komponenten (diese Behauptung wird im noch Folgenden untermauert werden).

Henningsen et al. (2006) konnten in einer Übersicht aus systematischen Reviews und Metaanalysen über *Funktionale Somatische Störungsformen* (FSS) (wobei der chronische Rückenschmerz einer der häufigsten Symptomen einer FSS ist) belegen, dass Physiotherapie und Psychotherapie effektiver sind als passive Maßnahmen, wie

Operationen und Injektionen. Auch Untersuchungen von Van Tulder et al. (2006), Herbert et al. (2001) und Hayden et al. (2005) kamen zu ähnlichen Ergebnissen, indem sie aktiven Trainingsprogrammen zur Verbesserung der Rumpfstabilität eine hohe Evidenz bei der Behandlung von Rückenschmerzen im Allgemeinen bescheinigen. Auch die 2004 herausgearbeiteten europäischen Leitlinien zur Behandlung akuter und chronischer Rückenschmerzen[9] raten eindeutig von passiven Maßnahmen bei diesen beiden Krankheitsbildern, zugunsten von aktiven Maßnahmen ab. Massagen, traktions-, elektro- und thermotherapeutischen Anwendungen werden somit nicht empfohlen, Manuelle Therapie nur optional, Rückenschule[10] nur bei chronischen Rückenschmerzen.

Die These könnte lauten: Bewegung reduziert Schmerzen und/oder Leiden und/oder Behinderung durch Steigerung des SOC. Der Punkt auf dem HEDE-Kontinuum[11] bewegt sich in Richtung Gesundheit (trotz eines definitionsgemäß evtl. weiterhin bestehenden chronischen Rückenschmerzes).

Klarheit diesbezüglich könnte eine Untersuchung bringen, die den SOC von regelmäßig sportlich aktiven Menschen (z. B. aktive Sportvereinsmitglieder auf Amateurniveaus), mit dem von inaktiven Altersgenossen vergleicht. Evtl. kombiniert mit einer Follow-up-Untersuchung, bei der zu Untersuchungsbeginn der SOC der Inaktiven ermittelt wird und nach z. B. einem Jahr regelmäßigen Sporttreibens eine zweite Messung durchgeführt wird.

Es scheint mir denkbar, dass durch eine Steigerung der biologischen Ressourcen im Sinne einer Adaption von Belastbarkeit an Belastung (z. B. durch gezieltes Training), die erlangten physischen Kapazitäten gesundheitsprotektiv (zumindest auf den Bewegungsapparat) wirken. Durch die enge biopsychosoziale Verwobenheit (Löschmann & Kufner 2002) ist anzunehmen, dass Veränderungen in einem Bereich zugleich spürbare Auswirkungen auf die anderen, die psychosozialen Bereiche haben. In diesem Fall könnte durch eine allgemein verbesserte körperbezogene Wahrnehmungssensibilität (Körpergefühl), das Selbstwirksamkeitserleben und die damit einhergehenden Bewältigungsstrategien verbessert werden.

---

[9] www.backpaineurope.org [14.11.06]
[10] Manuelle Therapie ist eine überwiegend passive Therapie, `Rückenschule´ eine überwiegend aktive Maßnahme.
[11] s. Kapitel 6, S. 41

Denn es sind weniger die Sinne die Schmerzen auslösen, als deren negative Wahrnehmung (Goethe).

Becker et al. (1994) haben in einer pfadanalytischen Überprüfung des Salutogenetischen-Modells herausgefunden, dass das Kohärenzgefühl mittelbar auf die körperliche Gesundheit wirkt, indem es das Bewältigungsverhalten der Person in Belastungssituationen beeinflusst. Das heißt aber auch, dass in physischen Belastungssituationen dementsprechend motorische Fähigkeiten vorhanden sein müssen, um adäquat reagieren zu können. Wer an Bewegungsmangel „leidet", dem fehlt die Balance von Unter- und Überforderung und damit die *Handhabbarkeit* gegenüber physischer Belastung – der man sich im Alltag nicht gänzlich entziehen kann.

Der Einfluss von Bewegung auf die *Handhabbarkeit* von körperlicher Belastung wird z. B. durch die Studie von Kool et al. (2005) bestätigt. In der Untersuchung kam die Interventionsgruppe, deren Therapie nach den Anforderungen des Arbeitsplatzes ausgerichtet war (ähnlich der Maxime: Funktion muss durch Funktion erreicht werden), besser mit den dortigen Belastungen klar (frühere und beständigere Rückkehr zum Arbeitsplatz), als die Kontrollgruppe, die nach klassischen Therapie- und Trainingsmethoden behandelt wurde.

Dies entspricht einer aktionalen Vorgehensweise problemorientierter Bewältigung, in der durch direktes problemlösungsorientiertes Handeln, körperliche Defizite gezielt abgebaut werden.

5.4.1 Progressive Adaptionstherapie

Ein allgemeines Ziel der Physiotherapie ist die Belastungssteigerung durch gezielte Belastung (Training). Die Progressive Adaptionstherapie (PAT) ist eine ‚neuere' physiotherapeutische Therapie-Methode, die das Ziel hat, die Belastbarkeit der jeweiligen Strukturen in den pathologischen und physiologischen Zuständen zu objektivieren. Inhaltlich ist die PAT auf physischer Ebene im weitesten Sinne mit den Grundlagen der Stressforschung, die sich auf der psychischen Ebene befasst, zu vergleichen.

Die funktionelle Differenzierung menschliche Entwicklung ist evolutionsbedingt genetisch festgelegt (Schauf et al., 1993). Sie beginnt nach der Einnistung der befruchteten

Eizelle (Zygote) in der Gebärmutter. In der eingenisteten Eizelle (Blastozyste) entsteht der Embryoblast, der sich erst in zwei (nach 8-10 Tagen) und dann (am ca. 14. Tag) in drei Keimblätter differenziert (Ektoderm, Mesoderm, Entoderm). Aus diesen drei Keimblättern werden die vier menschlichen Gewebe gebildet – Nervengewebe, Muskelgewebe, Epithelgewebe und Bindegewebe. Der Bewegungsapparat, der hauptsächlich aus Muskel- und Bindegewebe besteht, entwickelt sich aus dem Mesoderm. Das Bindegewebe differenziert sich noch weiter in lockeres-, straffes-, retikuläres Bindegewebe, Knochen- und Knorpelgewebe. Die weitere Ausbildung in Form und Funktion der Gewebszellen wird danach auch von **externen Faktoren** mitbestimmt. Diesen Vorgang pointiert Packi wie folgt: „Der Körper baut seine eigenen inneren Strukturen dann um, wenn von außen Signale kommen, die Umbaumaßnahmen erforderlich erscheinen lassen." (Packi, 2005).

Die PAT ist eine zielgerichtete Strategie, um Gewebe systematisch und progressiv zu belasten. Das Gewebe des Bewegungsapparates z. B. reagiert auf adäquate Reize demnach mit einem Zuwachs der Belastbarkeit (Deemter, 2006; de Morree, 2000). Muskulatur wird durch aktive Bewegung (Kontraktion) – durch Koordinationssteigerung und Muskelzellzuwachs – kräftiger. Bänder erhöhen durch Längszug ihre Reißfestigkeit. Knorpel reagiert positiv auf intermittierenden Druck und Zug. Knochenaufbau erfolgt nach Druck (ebd.). Diese (adäquaten) Reize sind je nach Dosierung Stressoren für das jeweilige Gewebe, auf die es mit einer adaptiven belastungssteigernden Reaktion zu antworten versucht. Das Prinzip der Superkompensation besagt, dass das Gewebe nach einer Belastung nicht nur – als adaptive Schutzfunktion – das gleiche Belastungsniveau wiederherstellt, sondern im Verlaufe der Erholung die Leistungsfähigkeit über das ursprüngliche Niveau hinaus steigert und über einen bestimmten Zeitraum auf diesem Niveau hält (Weineck, 2004) (Abbildung 3).

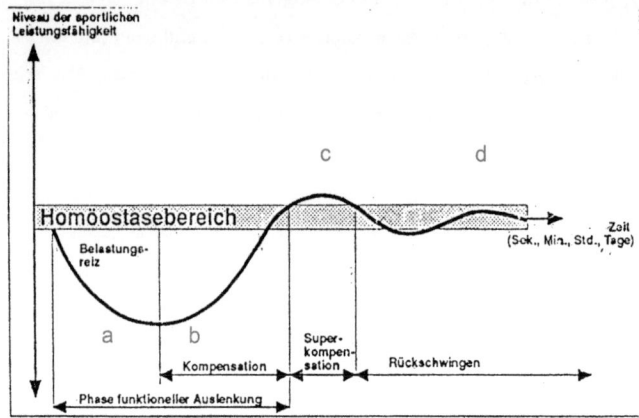

Abbildung 3: Phase a zeigt den Belastungsreiz, das Gewebe erfährt eine vorübergehende Leistungsminderung. In der Erholungsphase b, regeneriert das Gewebe bis zur vorherigen Ausgangssituation. In Phase c kommt es nun zur Leistungssteigerung, der Superkompensation. Erfolgt nun kein weiterer Belastungsreiz d, dann verfällt die dazu gewonnene Leistungssteigerung wieder auf ihren Anfangswert. Erfolgt jedoch jeder neue Belastungsreiz genau auf dem Höhepunkt der Superkompensationsphase, steigert sich die Belastbarkeit.

Beachtet werden müssen bei der PAT z. B. die gewebsspezifisch unterschiedlichen Adaptionszeiten (z. B. Muskulatur anders als Knochen) oder das Adaptionsprozesse in den kindlichen und jugendlichen Wachstumsphasen erfolgreicher und schneller ablaufen. Die tatsächliche Wirksamkeit einer PAT muss allerdings noch wissenschaftlich belegt werden.

5.4.2 McKenzie®

Die Wirkweise des Konzepts der `Mechanischen Diagnostik und Therapie´, die bereits in den 1950er Jahren von Robin McKenzie in Neuseeland entwickelt wurde, hat an den Gelenken und Weichteilen, vor allem an den Extremitäten, ähnliche Ansätze wie die der PAT.

Robin McKenzie unterteilte nicht-traumatische und nicht-bösartige („Red Flags-") Störungen am Bewegungsapparat in drei Kategorien:

38

1. Haltungssyndrom: Überdehnung von Strukturen des Haltungsapparates bei länger Belastung, charakterisiert durch intermittierende haltungsabhängige Schmerzen.
2. Dysfunktionssyndrom: Bewegungseinschränkungen, die durch verkürzte Strukturen verursacht werden. Die Schmerzen entstehen hierbei durch die Dehnung der verkürzten Muskulatur, vor allem am Ende der normalen Bewegung.
3. Derangementsyndrom: Der Schmerz wird durch eine Verlagerung des Bandscheibenkerns oder durch unphysiologische Positionierung anderer Gelenkstrukturen erklärt. Dies führt zu einer mechanischen Deformierung der schmerzempfindlichen Strukturen. Ein Derangementsyndrom wird im Wesentlichen durch eine mechanische Überlastung verursacht.

(Brötz & Weller, 2006)

Bei der Behandlung von Dysfunktions- und Derangementsyndromen, die sich durch eine schmerzhaft eingeschränkte Bewegung kennzeichnen, wird eine Bewegungsrichtung gesucht, bei der sich die Schmerzen und/oder die Bewegungseinschränkung entweder schon während mehrmaliger Wiederholung der Bewegung und/oder im Anschluss daran verbessern. Die geschädigten Strukturen werden dabei kontinuierlich mit der geforderten Bewegung auseinandergesetzt. Die Tolerierbarkeit der Schmerzgrenze verbessert sich meist schon nach weniger als 20 Bewegungen. Die Maßnahmen sind speziell darauf ausgerichtet, sie ohne therapeutische Hilfe durchzuführen. Diese positive Erfahrung, seine Beschwerden selbst in den Griff zu bekommen, kann dazu beitragen, das Gefühl der *Handhabbarkeit* zu steigern.

5.5 SOC-Steigerung durch kombinierte kognitiv-physische Maßnahmen

Wie bereits erwähnt, sind Schätzungen nach ca. 80% aller Rückenschmerzen ,unspezifisch', d. h., ihre Ursachen sind unklar. Da allgemein unbekannte Ursachen nicht gezielt beseitigt werden können, sind alle – somit nicht zielgerichteten – physiotherapeutischen Behandlungserfolge zwangsläufig dem Zufall zuzuschreiben. Oft richtet sich die Behandlung nur an die jeweiligen Symptome. Die Folgen chronischer Rückenschmerzen sind geprägt durch zunehmende körperliche Inaktivität bis zu depressiven Stimmungen, die das Selbstwertgefühl belasten. Daraus entsteht ein Teufelskreis, der weitere mögliche physische und psychische Ursachen für Rückenschmerzen liefert. Eindimensionale klassische Physiotherapie[12] hat damit nur wenig Erfolg in der Behandlung chronischer Rückenschmerzen (Dröge & Koerdt, 2006).

5.5.1 Multimodale Therapien

Multimodale Therapien zeigen dagegen sehr gute Resultate in der Behandlung von chronischen Rückenschmerzen und auch anderen chronischen Erkrankungen (Casser et al., 1999). Studien von Schöps et al. (*Münchner Rücken-Intensiv-Programm* = MÜRIP) und Pfingsten & Hildebrandt (*Göttinger Rücken-Intensiv-Programm* = GRIP) befassten sich retrospektiv mit dieser Art von Therapieansätzen nach dem Vorbild von Mayer und Gatchel vom *Productive Rehabilitation Institute of Dallas for Ergonomics* (PRI-DE) in der Rehabilitation von chronischen Rückenschmerzen.

Die Besonderheit eines multimodalen Behandlungskonzepts für chronische Rückenschmerzen ist die Kombination von psychosozialer Betreuung und die deutlich aktivierende Ausrichtung der trainings- und physiotherapeutischen Maßnahmen. Passive Interventionen spielen dagegen nur eine untergeordnete Rolle.

Grob setzt sich dieses Behandlungskonzept aus folgenden Bausteinen zusammen:

1. Information und Aufklärung

    Den Patienten werden allgemein verständlich medizinische und sportwissenschaftliche Grundlagen über Anatomie, Schmerzphysiologie, Krankheitsbilder der Wirbelsäule, über Kraft- und Ausdauertraining, psychologische Faktoren der Schmerzwahrnehmung, Stress und über die Wirkungsweise von Schmerzmedikamenten vermittelt.

2. Kraft-, Ausdauer- und Koordinationstraining

    Den zeitlichen Schwerpunkt setzt das aktive Erarbeiten der muskulären und kardiopulmonalen Belastbarkeit, um u. a. das Aktivitätsniveau zu erhöhen. Zum Einsatz kommen dabei Geräte wie: Seilzug, Beinpresse, Stepper, Laufband etc. Das Koordinationstraining erfolgt durch Geschicklichkeitsübungen und Ballspiele. Die Aus-

---

[12] Zu beachten ist, dass Physiotherapie nie eindimensional sein kann, da der zwischenmenschliche Kontakt unbewusst immer auch Einfluss auf die Psyche hat.

dauer wird ohne Geräte in Form von Zirkeltraining, Fahrradergometer und Schwimmen trainiert.

3. Arbeits- und Gebrauchsbewegungen

Rückenungünstige Arbeitsbedingungen werden simuliert und die dabei geforderte Muskulatur gekräftigt. Das Verhalten am Arbeitsplatz wird in Richtung dynamische Arbeitsweise geschult. Es ist nicht das Ziel, Vermeidensregeln zu vermitteln, sondern sich eher an die unvermeidbaren Arbeitsbelastungen anzupassen.

4. Psychosoziale Schmerzbewältigung

Kognitionspsychologische Gruppen- und Einzelbehandlungen haben das Ziel, inadäquates Schmerz- und Krankheitsverhalten abzubauen, Depressivität durch Steigerung der Kontrollfähigkeit und durch Reduktion von Gefühlen der Hilflosigkeit zu mindern.

Wie bereits in der Einleitung erwähnt, konnte Sowden et al. bereits diese psychosozialen Risikofaktoren (Yellow Flags) durch gezielte Aufklärungsgespräche und medizinische Informationen deutlich verringern.

Die Ergebnisse der Studien von Schöps, Pfingsten & Hildebrandt waren in Bezug auf subjektive und objektive Parameter wie Schmerzreduktion, Abbau der Bewegungsangst, Minderung von Depressivität, objektiver Muskelkraftzuwachs, die Senkung von Krankschreibungen und Arztkonsultationen sowie die Wiederherstellung der Arbeitsfähigkeit erfreulich positiv. Und obwohl der Aufwand und die Kosten für diese Form der Rehabilitation anfangs hoch erschien (im Durchschnitt: 6,5 Std. pro Tag an 5 Tagen der Woche über 5 Wochen), zeigten sich bald effektive Kosteneinsparungen durch die selteneren Arztkontakte und die hohe Rückkehrquote in den Arbeitsmarkt (Ø 60%).

Die Einbeziehung gezielter SOC- (bzw. besonders die *Handhabbarkeit*) steigernde Maßnahmen in das Konzept multimodaler Therapieansätze wäre, so das Fazit dieser Untersuchung, eine konsequente Weiterführung dieser Rehabilitationsform.

5.6 Salutogenese in der Physiotherapie

In der Physiotherapie-Ausbildung sind 60 Unterrichtsstunden für die Fächerkombination Psychologie/Pädagogik/Soziologie veranschlagt (MPhG, 1994). Dies entspricht etwa 2% der gesamten theoretischen Ausbildung. Damit sind Physiotherapeuten nur sehr oberflächlich psychologisch geschult. Ihre Aufgabe ist es nicht, speziellen und professionellen Leitlinien zur Behandlung psychosomatischer Erkrankungen zu folgen, vielmehr versteht sich die Physiotherapie als Körperarbeit (WCPT, 1999). Gewisse Mindestkenntnisse über die verschiedenen Krankheitsmodelle (die Vermittlung dieser, steht nicht in der Ausbildungs- und Prüfungsverordnung - APrV) sind jedoch notwendig um die hier vorgeschlagenen Ansätze anzuwenden bzw. sie weiter zu entwickeln.

Eine direkte Möglichkeit in der Physiotherapie auf die Krankheitswahrnehmung des Patienten Einfluss zu nehmen, ist die Kommunikation. Der Patient wird vom Arzt mit einer pathogenen Diagnose zur Physiotherapie überwiesen, in dem Folgenden physiotherapeutischen Anamnesegespräch sollte dagegen die salutogene Perspektive im Vordergrund stehen. Statt sich nur auf den lokalen pathogenen Zustand zu konzentrieren, in dem Defizite dominieren, sollten längerfristige, allgemeine Ziele des Patienten ermittelt werden. Z. B. (wieder) Fahrrad fahren, Tennis spielen oder einem anderen Hobby nachgehen zu können.

Tabelle 13 zeigt Beispiele auf, wie die Wortwahl in klinischen Situationen die Wahrnehmung des eigenen Zustands beeinflussen kann.

Pathogene Kommunikation	Salutogene Kommunikation
Wann sind die Schmerzen am stärksten?	Wodurch/Wann werden die Schmerzen geringer?
Ist Ihr Aktivitätsniveau wegen der Schmerzen eingeschränkt?	Wie lange können Sie sich trotz der Schmerzen bewegen?
Tut es immer noch weh?	Welche Verbesserungen haben Sie bemerkt?
...das kranke/verletzte/operierte Bein...	...das linke/rechte Bein...

Tabelle 13

In der physiotherapeutischen Behandlung sollte die Möglichkeit geschaffen werden, Ressourcen beim Patienten zu mobilisieren. Dies kann durch eine ausdrückliche Wertschätzung der Selbstwahrnehmung des Patienten und durch einfaches Loben nach erfolgreicher Zustandsverbesserung nach einer Therapiesitzung geschehen (Reimer, 1994).

6 Schlussfolgerung

Aus medizinischer Sicht bestanden die größten Probleme der vergangenen Jahrhunderte in tödlich verlaufenden Infektionserkrankungen wie Pest, Tuberkulose, Lungenentzündungen, Diphtherie und Cholera (Schipperges, 1985). Diesen Problemen ist der chemisch-biologisch orientierte medizinische Fortschritt durch kurative Mittel (wenn sie rechtzeitig eingesetzt werden) mittlerweile Herr geworden. Die zunehmende Anzahl und das immer frühere Auftreten chronischer und psychischer Erkrankungen sind das große gesundheitsökonomische Problem unserer Zeit (Sachtleben, 1991). Erst kürzlich stellte eine vom Bundesverband der Betriebskrankenkassen (BKK) in Auftrag gegebene Studie[13] fest, dass sich in den letzten acht Jahren das Aufkommen von chronischen Rückenschmerzen mehr als verdoppelt hat (von 6% 1998 zu 15% 2006).[14]

Kurative Maßnahmen bei chronischen Erkrankungen dienen dabei weniger der Funktion der Heilung, denn der Linderung von Symptomen. Die Notwendigkeit prophylaktisch vorzugehen, wäre ein konsequenter Schritt bei der Vermeidung chronischer und zumindest chronisch-rezidivierender Erkrankungen. In dem zurzeit vorherrschenden Sozialversicherungssystem wird gesundheitliche Eigenverantwortung jedoch noch zu sehr ausgeklammert. Das Bewusstsein für präventive Maßnahmen muss in vielen Bereichen leider durch Prämien und Bonussystemen von den Krankenkassen teuer erkauft werden. „Die Patienten sind überwiegend pathogenetisch sozialisiert; sie wünschen häufig ausschließlich eine Verringerung der Beschwerden und eine Besserung der Symptome und nicht primär Angebote zum Kompetenzerwerb und zur Stärkung des Kohärenzgefühls." (Bengel et al., 1998, S. 99). Dies ist sicherlich eine zu kritisierende Tatsache, welcher mit frühzeitigen gesundheitspädagogischen Maßnahmen entgegengewirkt werden sollte.

---

[13] http://www.bkk.de/bkk/pressemitteilungen/show.php3?id=321&nodeid=15 [21.11.2006]
[14] Interessant wäre zu erfahren, ob sich der SOC in der Bevölkerung, linear zum Anstieg der chronischen Beschwerden verringert hat.

Ein aktueller Report im Auftrag der Gmünder Ersatz Kasse (GEK) berichtet zudem über die Fehlversorgung bei Rückenschmerzpatienten. Die Wissenschaftler des Zentrums für Sozialpolitik der Universität Bremen werten Rückenschmerz als herausragendes Beispiel von Fehlversorgung im Gesundheitswesen.

Mit Krankengymnastik wurden 59,9% der unter chronischen Rückenschmerzen leidenden therapiert, 39% erhielten Wärmeanwendungen, 37,2% wurden massiert, 13,8% wurden mit manueller Therapie behandelt, Elektrotherapie war bei 7,5% das Mittel der Wahl und Traktion bei 6,4%, nur 2,3% der Betroffenen wurde Training an Geräten (KGG) verschrieben. „Fasst man die Maßnahmen zusammen, für die [laut Becker et al., 2006] kein oder zumindest kein eindeutiger Wirksamkeitsnachweis besteht (hier Elektro und Wärmetherapie, Massage, Traktion), so sind [...] in einem Jahr 7,71 Mio. Euro und damit 22 % der Gesamtausgaben in Höhe von 35,7 Mio. Euro für aus wissenschaftlicher Sicht ineffektive Heilmitteltherapien aufgewendet [worden]." (Deitermann et al., 2006, S. 76-79) [15].

Diese neuen Erkenntnisse ziehen die Forderung nach sich, nicht wirksame Maßnahmen bei der Rückenschmerztherapie aus dem Behandlungskatalog zu streichen. Dabei handelt es sich ausschließlich um Maßnahmen, die versuchen, um nochmals Antonovskys Bild aufzugreifen, den im Fluss Befindlichen aus dem Fluss zu ziehen.

6.1   HEDE Kontinuum (*health-disease continuum*)

Krankheit wird allgegenwärtig als ein von der Norm abweichender Zustand beschrieben. In der Alameda County Study von Berkman et al. (1983) zeigte sich aber folgendes Bild: Von den etwa 7000 Befragten wiesen 29% keine Beschwerden, 28% ein Symptom und 43% mindestens eine chronische Erkrankung oder Behinderung auf.

Zu jedem Zeitpunkt befand sich etwa ein Drittel bis die Hälfte der Befragten im Zustand einer Krankheit. Dies bedeutet, trotz des hohen Lebensstandards und entwickelter

---

[15] Kritisch zu betrachten ist, dass dies für die GEK nur 0.031% von den insgesamt 25 Milliarden Euro (Drucksache 15/2295 des deutschen Bundestages, 2003) sind, die jährlich für die Behandlung und die Folgekosten von Rückenschmerzen aufgebracht werden!

Medizintechnologie gelten große Teile der Bevölkerung als krank. Nicht Krankheit, sondern Gesundheit stellt sich demnach als Abweichung von der Norm dar.

Die von der Welt-Gesundheits-Organisation (WHO) 1946 aufgestellte und bis heute gültige Definition von Gesundheit lautet: "Gesundheit ist ein Zustand vollkommenen körperlichen, geistigen und sozialen Wohlbefindens und nicht allein das Fehlen von Krankheit und Gebrechen."

Der Idealzustand von Gesundheit, so wie ihn die WHO definiert, ist praktisch nicht zu erlangen. So mag jemand wegen seiner brüchigen Fingernägel einen Hautarzt aufsuchen, ein Anderer, der an Morbus Alzheimer erkrankt ist, sich seiner Vergesslichkeit grundsätzlich aber nicht bewusst sein. Ebenso wenig verursacht ein malignes Melanom (schwarzer Hautkrebs) im Anfangsstadium irgendwelche Symptome und umgekehrt kann ein Sieger bei den Paralympischen Spielen sein soziales Wohlbefinden vollkommener finden als vor seiner Behinderung.

Da also absolute Zustände nicht zu erreichen sind, bewegen wir uns zwangsläufig ständig auf einer Skala zwischen den Punkten krank und gesund. Antonovsky hat diesen Zustand zwischen krank und gesund als das HEDE Kontinuum (*health-disease continuum*) beschrieben. Ein Mensch ist nie nur gesund oder krank, er bewegt sich immer nur zwischen diesen beiden Polen, mal näher an dem einen Punkt und mal näher an dem Anderen (Antonovsky 1979, S. 56). Als krank wäre als Extremfall hier nur der Tod leicht zu definieren, während als gesund nur der schwer erdenkliche optimalste Zustand aller nur vorstellbaren Funktionen, Emotionen, Erwartungen etc. zu bezeichnen wäre. Der Moment der Geburt – nur um das andere Extrem zu nennen – ist sicherlich nicht der absolute Zustand von Gesundheit.

Will man Antonovskys Gedanken des HEDE-Kontinuums weiter führen, ist es möglich, den Menschen in drei Gesundheits-Krankheits-Kontinuum-Skalen aufzuteilen. Diese entsprächen den bisher bekannten Ebenen der biologischen Substanz, der psychologischen Struktur und des sozialen Umfelds. Zusammengenommen und je nach individueller Gewichtung und Ausprägung definieren sie den Punkt auf der Krankheits-Gesundheits-Kontinuum-Skala. Ob die Erkrankung von akutem oder chronischem Verlauf ist (also das Stadium darstellt – was zudem eine schwierige Definitionsfrage ist), beschreibt nicht nur die konstante Dauer, die die Position auf der Krankheits-Gesundheits-Kontinuum-Skala einnimmt. Zudem können chronische Erkrankungen in ihrer Intensität temporär unterschiedlich wahrgenommen werden – je schlimmer man die Erkrankung wahrnimmt, desto weiter befindet man sich auf der ‚Krank-Seite'. Die Empfindung für akute Erkrankungen variiert ohnehin, sie nimmt zu, nimmt ab und verschwindet.

Wirkungsvolle therapeutische Ansätze müssten demnach speziell auf diese drei Ebenen ausgerichtet sein – mit evtl. individuellem Schwerpunkt auf der einen oder anderen Ebene.

„Die Medizin ist so weit fortgeschritten, dass niemand mehr gesund ist."

Aldous Huxley

Literaturverzeichnis

- Anson O, Paran E, Neumann L, Chernichovsky. Psychological state and health experiences: Gender and social class. Int. Journal o Health Sciences 1993; 4: 143-149

- Antonovsky Aaron: Health, stress, and coping: New perspectives on mental and physical well-being. Jossey-Bass San Francisco, 1979.

- Antonovsky Aaron: Salutogenese – Zur Entmystifizierung der Gesundheit. Kommentierte Übersetzung von Alexa Franke. Band 36, dgvt-Verlag Tübingen, 1997.

- Beattie Paul, Meyers Stevens, Stratford Paul, Millard Richard, Hollenberg Gary: Associations Between Patient Report of Symptoms and Anatomic Impairment Visible on Lumbar Magnetic Resonance Imaging. Spine, 7/2000, S. 819-828.

- Becker P, Bös K, Woll A: Ein Anforderungs-Ressourcen-Modell der körperlichen Gesundheit: Pfadanalytische Überprüfungen mit latenten Variablen. Zeitschrift für Gesundheitspsychologie, 2/1994, S. 25-48.

- Becker A, Hildebrandt J, Müller G: Europäische Leitlinien für den Umgang mit unspezifischen Kreuzschmerzen (2006). Deutsche Zusammenfassung. http:// http://www.schmerzambulanz.humanmedizin-goettingen.de/rs_leitlinien.pdf, [22.11.2006].

- Bengel J, Strittmatter R, Willmann H. Was erhält Menschen Gesund? Antonovskys Modell der Salutogenese – Diskussionsstand und Stellenwert. Band 6, Köln Bundeszentrale für gesundheitliche Aufklärung (BzgA), 1998.

- Berkman Lisa F, Breslow Lester: Health and Ways of Living: the Alameda County Study. New York Oxford University Press, 1983.

- Boos N, Rieder R, Schade V, Spratt KF, Semmer N, Aebi M: 1995 Volvo Award in clinical sciences. The diagnostic accuracy of magnetic resonance imaging, work perception, and psychosocial factors in identifying symptomatic disc herniations. Spine. 12/1995, S. 2613-2625.

- Broda M, Bürger W, Dinger-Broda A, Massing H: Die Berus-Studie. Zur Ergebnisevaluation der Therapie psychosomatischer Störungen bei gewerblichen Arbeitnehmern. Westkreuz Verlag, 1996.

- Brötz Doris, Weller Michael: Diagnostik und Therapie bei Bandscheibenschäden. Neurologie, Physiotherapie und das McKenzie-Konzept. Thieme Verlag Stuttgart-New York, 2006.

- Burns N, Grove S-K: The Practice of Nursing Research. Conduct, Critique, & Utilization Philadelphia: W.B. Saunders Company, 2001, S. 316

- Callahan L, Pincus T. The Sense of Coherence Scale in Patients with rheumatoid arthritis. Arthritis Care and Research 1995; 8: 28-35

- Casser H-R, Riedel T, Schrembs C, Ingenhorst A, Kühnau D: New therapeutic strategy for chronifying back pain. The multimodal, interdisciplinary therapeutic program. Der Orthopäde, Springer Berlin-Heidelberg, 11/1999, S. 946-957.

- DAK-Gesundheitsreport 2006. Institut für Gesundheits- und Sozialforschung. http://www.dak.de/content/filesopen/Gesundheitsreport_2006.pdf [15.11.2006], S. 35-36.

- de Morree Jan J. Was haben "Buckyballs" mit Manueller Therapie zu tun? Manuelle Therapie, Thieme Verlag Stuttgart-New York, 4/2000, S. 48-55.

- Deemter Frits: Progressive Adaptationstherapie. Physiopraxis, Thieme-Verlag Stuttgart-New York, 5/2006, S. 26-29.

- Deitermann Bernhilde, Kemper Claudia, Hoffmann Falk, Glaeske Gerd. GEK-Heil- und Hilfsmittel-Report 2006. Asgard-Verlag, St. Augustin, 2006.

- DIMDI: Neuer HTA-Bericht: Rückenschmerzen – Vorbeugung am Arbeitsplatz. Vom 29.05.2006 http://www.dimdi.de/dynamic/de/hta/aktuelles/news_0067. html [15.11.2006].

- Dobos G, Altner N, Lange S, Musial F, Langhorst J, Michalsen A, Paul A: Mind-Body Medicine als Bestandteil der Integrativen Medizin. Bundesgesundheitsblatt - Gesundheitsforschung - Gesundheitsschutz. Springer Berlin-Heidelberg, 07/2006.

- Dröge C, Koerdt V: Placebo in der Physiotherapie bei low back pain – Ein Confounder in Effektivitätsstudien. Z. f. Physiotherapeuten, Pflaum Verlag München, 10/2006.

- Egger Josef W: Das biopsychosoziale Krankheitsmodell. Zeitschrift für Psychologische Medizin, 02/2005, S. 3-12.

- Eriksson Monica, Lindström Bengt: Validity of Antonovskys sense of coherence scale and relation with health: A systematic review. Journal of Epidemiology and Community Health, BMJ Publishing Group Liverpool, 59-2005, S. 460-466.

- Flensborg-Madsen T, Ventegodt S, Merrick J.: Sense of coherence and physical health. A review of previous findings. Scientific World Journal, 8/2005, S. 665-673.

- Gebert N, Broda M, Lauterbach W. Kohärenzgefühl und konstruktives Denken al Prädikatoren psychosomatischer Belastung. Praxis der Klinischen Verhaltensmedizin und Rehabilitaion 1997; 40: 70-75

- Geisselhart Roland R, Hofmann-Burkart Christiane: Stress ade - Die besten Entspannungstechniken. Rudolf Haufe Verlag, 2006.

- Geyer S: Some conceptual considerations on the sense of coherence. Social Science and Medicine, 44/1997, S. 1771-1779.

- Gunzelmann Thomas, Schumacher Jörg, Brähler Elmar. Das Kohärenzgefühl bei älteren Menschen - Zusammenhänge mit der subjektiven Gesundheit und körperlichen Beschwerden. Zeitschrift für Klinische Psychologie, Psychiatrie und Psychotherapie, 48/2000, S. 145-165.

- Hannöver Wolfgang, Michael Andrea, Meyer Christian, Rumpf Hans-Jürgen, Hapke Ulfert, John Ulrich: Die Sense of Coherence Scale von Antonovsky und das Vorliegen einer psychiatrischen Diagnose. Ergänzungen zu den deutschen Normwerten aus einer bevölkerungsrepräsentativen Stichprobe. Psychother Psych Med, 54/2004, S. 179-186.

- Hayden Jill A, van Tulder Maurits W, Malmivaara Antti V, Koes Bart W: Meta-Analysis: Exercise Therapy for Nonspecific Low Back Pain. Ann Intern Med. 142/2005, S. 765-775.

- Hengeveld Elly: Salutogenese in der Physiotherapie. Physiopraxis, Thieme Verlag Stuttgart-New York, 2006.

- Henningsen Peter, Zipfel Stephan, Herzog Wolfgang: Management of functional somatic syndromes. The Lancet, Volume 369, 2006, S. 946-955.

- Herbert RD, Maher CG, Moseley AM, Sherrington C: Effective physiotherapy. BMJ, 2001, S. 788-790.

- Raspe H, Hüppe A, Matthis C. Theorien und Modelle der Chronifizierung: Auf dem Weg zu einer erweiterten Definition chronischer Rückenschmerzen. Der Schmerz 2003; 5: 359-366.

- Kabat-Zinn, J, Lipworth J, Burney R, Sellers W: Four Year Follow-up of a Meditation-Based Program for the Self-Regulation of Chronic Pain: Treatment Outcomes and Compliance. Clinical Journal of Pain 2/1986, S. 159-173.

- Kleinstuck Frank, Dvorak Jiri, Mannion Anne: Are "Structural Abnormalities" on Magnetic Resonance Imaging a Contraindication to the Successful Conserva-tive Treatment of Chronic Nonspecific Low Back Pain? Spine, 9/2006, S. 2250-2257.

- Kool JP, Oesch PR, Bachmann S, Knuesel O, Dierkes JG, Russo M, de Bie RA, van den Brandt PA: Increasing days at work using function-centered rehabilita-tion in nonacute nonspecific low back pain: a randomized controlled trial. De-partment of Rheumatology, Rehabilitation Center Valens, Schweiz, 5/2005, S. 857-864.

- Larsson G, Kallenberg KO. Sense of coherence, socioeconomic conditions and health. European Journal of Public Health 1996; 6: 175-180

- Löschmann C, Kufner K. Biomedizinische, bio-psycho-soziale orientierte Grundlage der Therapieberufe. Hochschule für Gesundheit; 2002.

- Mason JW, Maher JT, Hartley LH: Selectivity of corticosteroid and catechola-mine responses to various natural stimuli. In Serban G, (Hrsg.). Psychology of Human Adaptation. New York Plenum Press, 1976, S. 147-171.

- Mathe Thomas. Medizinische Soziologie und Sozialmedizin, Schulz-Kirchner-Verlag, Idstein, 2005.

- Mayer TG, Gatchel RJ, Mayer H, Kishino ND, Keeley J, Mooney V: A prospec-tive two-year study of functional restoration in industrial low back injury. An objective assessment procedure. JAMA, 10/1987.

- Mittermair Franz: Untersuchung des salutogenen Effekts der Kurzzeitinterventi-on „Die Heldenreise". Institut für Gestallt und Erfahrung, Wasserburg am Inn, Manuskript, 2003.

- Orme-Johnson David W, Schneider Robert H, Son Young D, Nidich Sanford, Cho Zang-Hee: Neuroimaging of meditation's effect on brain reactivity to pain. Neuroreport, 8/2006, S. 1359-1363.

- Osthus H, Jacobi E: Active or Passive Which Therapy Do Patients with Chronic Low-Back Pain Prefer? Phys Rehab Kur Med 12/2002, S. 292-295.

- Packi   Walter   in   www.biokinematik.de/Diverse%20Themen/ koerperpysiologie.html [18.10.2006].

- Pfingsten, M, Hildebrand, J: Chronischer Rückenschmerz. Wege aus dem Dilemma. Verlag Hans Huber, Bern, 1998.

- Pfingsten M, Hildebrandt J: Die Behandlung chronischer Rückenschmerzen durch ein intensives Aktivierungskonzept (GRIP) – eine Bilanz von 10 Jahren. Zeitschrift für Anästhesiologie Intensivmedizin Notfallmedizin und Schmerztherapie. Thiem Verlag Stuttgart-New York, 36/2001. S. 580-589.

- Reimer Christian: Ärztliche Gesprächsführung. Springer Berlin-Heidelberg-New York, 1994.

- Rimann M, Udris I. "Kohärenzerleben" (Sense of Coherence): Zentraler Bestandteil von Gesundheit und Gesundheitsressource? In: Schüffel W, Brucks U, Johnen K, Köllner V, Lamprecht F, Schnyder U (Hrsg): Handbuch der Salutogenese. Wiesbaden, Ullstein Medical, 1998, S. 351-364.

- Sachtleben Stefan: Der Begriff "Gesundheit" und sein Zusammenhang mit der zeitgenössischen Medizin Theorie und Forschung in der Medizin. S. Roderer Verlag Regensburg, 1991.

- Sack, M., Künsebeck, H.W. & Lamprecht, F. Kohärenzgefühl und psychosomatischer Behandlungserfolg. Eine empirische Untersuchung zur Salutogenese. Psychotherapie, Psychosomatik, Medizinische Psychologie, 47/1997, S. 149-155.

- Schauf Charles L, Moffet David F, Moffet Stacia B: Medizinische Physiologie. de Gruyter, New York-Berlin, 1993.

- Schipperges H: Homo patiens. Zur Geschichte des kranken Menschen. Piper München-Zürich, 1985.

- Schlitenwolf M, Junge A, Neubauer E, Pirron P, Seeman H: Das biopsychosoziale Modell als Grundlage zur Einschätzung eines Chronifizierungsrisikos von akuten Rückenschmerzen. Zeitschrift für Orthopädie, Thieme Verlag Stuttgart-New York, 2003, S. 141.

- Schmid J, Kuiper J, Möckel F, Klimczyk K, Nilges P, Ljutow A: Rückenschmerzen. Was hilft? Auf www.mckenzie.de [01.11.2006].

- Schnell-Inderst P, Janßen C, Weitkunat R, Crispin A, Abel T. Sense of Coherence. Eine explorative Analyse zu seinen soziodemographischen, sozioökonomischen und gesundheitlichen Korrelaten. Manuskript 2000. In: Gunzelmann T, Schumacher J, Brähler E. Das Kohärenzgefühl bei älteren Menschen - Zusammenhänge mit der subjektiven Gesundheit und körperlichen Beschwerden. Zeitschrift für Klinische Psychologie, Psychiatrie und Psychotherapie 2000; 48: 145-165.

- Schöps P, Azad S Ch,, Beyer A, Friedle A M, Lade B, Schmitt H J, Pfingsten M: Das Münchner Rücken-Intensiv-Programm (MÜRIP). Prospektive Studie zur Evaluation eines ambulanten multimodalen Rehabilitationsprogramms für Patienten mit chronischen Rückenschmerzen. Zeitschrift für Physikalische Medizin Rehabilitationsmedizin und Kurortmedizin, Thieme Verlag Stuttgart-New York, 9/2000, S. 120-126.

- Schüffel W, Brucks U, Johnen K, Köllner V, Lamprecht F, Schnyder U (Hrsg): Handbuch der Salutogenese. Ullstein Medical Wiesbaden, 1998.

- Schumacher Jörg, Wilz Gabriele, Gunzelmann Thomas, Brähler Elmar: Die Sense of Coherence Scale von Antonovsky – Teststatische Überprüfung in einer repräsentativen Bevölkerungsstichprobe und Konstruktion einer Kurzskala. Psychotherapie Psychosomatik medizinische Psychologie, Thieme Verlag Stuttgart-New York, 2000; 50: 472-482

- Seeger D: Physiotherapie bei Rückenschmerzen - Indikationen und Grenzen. Journal Der Schmerz, Springer Berlin-Heidelberg, 12/2001, S. 461-467.

- Seligman M: Erlernte Hilflosigkeit. 1979. Aus Studienheft Angewandte Sozialwissenschaften, Diploma FH, S. 124.

- Sowden Michelle, Hatch Ann, Gray Suzanne E, Coombs Joanne: Can four key psychosocial risk factors for chronic pain and disability (Yellow Flags) be modified by a pain management programme? : A pilot study, Physiotherapy, 3/2006, S. 43-49.

- Thomas Elaine, Silman Alan J, Croft Peter R, Papageorgiou Ann C, Jayson Malcom IV, Macfarlane Gary J: Predicting who develops chronic low back pain in primary care: a prospective study. BMJ – General practice, 6/1999, S. 1662-1667.

- Van Tudler M, Koes B, Malmivaara A: Outcome of non-invasive treatment modalities on back pain: an evidence-based review. European Spine Journal 2006, S. 64-81.

- WCPT (World Confederation of Physical Therapy): Description of Physical Therapy. London, http://www.wcpt.org/policies/index.php 1999 [15.11.2006].

- Weineck Jürgen: Optimales Training. PERIMED-spitta, Medizinische Verlagsgesellschaft mbH Balingen, 2004.

- WHO Constitution. World Health Organisation, Geneva (www.who.int/en), 1946.

- Wippert Pia-Maria: Hintergrundwissen Stress. Physiopraxis, Thieme Verlag Stuttgart-New York, 10/2006, S. 36-39.

Anhang

(a) Fragebogen

Vorbemerkung: Vielen Dank für Ihre Teilnahme an diesem Forschungsprojekt. Beachten Sie beim Ausfüllen bitte, dass es sich nicht um einen Leistungs- oder Intelligenztest handelt. Es gibt also keine richtigen oder falschen Antworten. **Antworten Sie deshalb bitte genau so, wie es für Sie persönlich passend und richtig ist!** Da die ausgefüllten Fragebogen ohne Namen und Adresse weitergegeben werden, werden alle Angaben vollständig anonym behandelt, d. h. ein Bezug zu Ihrer Person kann in keinem Fall mehr hergestellt werden.

1. Alter: _____ Jahre

2. Geschlecht: O weiblich O männlich

3. Beruf:
   - O Arbeiter/in
   - O Selbständige/r
   - O Studierende/r
   - O Sonstiges: _____
   - O Angestellte/r
   - O Rentner/in
   - O arbeitsunfähig
   - O Beamte/Beamter
   - O Pensionär/in
   - O erwerbslos

4. Bitte sagen Sie mir, zu welcher der folgenden beiden Gruppen Sie gehören:

   O Ich leide an Rückenschmerzen, die seit länger als sechs Monaten durchgehend bestehen.

   O Ich leide momentan nicht an Rückenschmerzen, habe aber schon einmal akute Rückenschmerzen mit einer Mindestdauer von einer Woche gehabt. Diese liegen aber wiederum mindestens sechs Monate zurück.

   Wichtig: All diese Rückenschmerzen dürfen weder traumatologisch (z. B. durch Fraktur nach einem Unfall) noch durch einen Tumor bedingt sein.

5. **Behandlungsmaßnahmen**: Bitte kreuzen Sie an, (1) welche der folgenden Maßnahmen Sie zur Bewältigung Ihrer Rückenschmerzen in Anspruch genommen haben und (2) inwieweit diese Ihnen **nachhaltig** helfen bzw. geholfen haben (bewerten Sie die Wirksamkeit der Maßnahme bitte jeweils von ❶ = „keine Wirkung" bis ❻ = „sehr große Wirkung").

	(1) Maßnahme in Anspruch genommen		(2) Wirksamkeit der Maßnahme						
1. Medikamente/Spritzen	O nein	O ja	⓪	❶	❷	❸	❹	❺	❻
2 Krankengymnastik	O nein	O ja	⓪	❶	❷	❸	❹	❺	❻
3 aktiver Sport	O nein	O ja	⓪	❶	❷	❸	❹	❺	❻
4 Massagen	O nein	O ja	⓪	❶	❷	❸	❹	❺	❻
5 Elektrotherapie	O nein	O ja	⓪	❶	❷	❸	❹	❺	❻
6 Akupunktur	O nein	O ja	⓪	❶	❷	❸	❹	❺	❻
7 Yoga	O nein	O ja	⓪	❶	❷	❸	❹	❺	❻
8 Wärmeanwendungen (z.B. Fango)	O nein	O ja	⓪	❶	❷	❸	❹	❺	❻
9 Chiropraktik („Einrenken")	O nein	O ja	⓪	❶	❷	❸	❹	❺	❻
10 Entspannungstechniken (z. B. Autogenes Training)	O nein	O ja	⓪	❶	❷	❸	❹	❺	❻
11 Osteopathie	O nein	O ja	⓪	❶	❷	❸	❹	❺	❻
12 Bettruhe	O nein	O ja	⓪	❶	❷	❸	❹	❺	❻

6. Fragebogen zur Lebensorientierung

Bitte beachten: Die folgenden 29 Fragen beziehen sich auf verschiedene Aspekte Ihres Lebens. Sie können bei jeder Frage Ihre Antwort mit Hilfe von sieben Antwortalternativen abstufen. Dabei entspricht die ❶ jeweils der Antwortalternative auf der linken, die ❼ der Antwortalternative auf der rechten Seite. Mit den Kreisen in der Mitte (❷ bis ❻) können Sie Ihre Antwort dazwischen entsprechend abstufen. Und, wie gesagt: Es gibt hier keine „richtigen" oder „falschen" Antworten, sondern nur Ihre persönliche Meinung.

6.1 Wenn Sie mit anderen Leuten sprechen, haben Sie das Gefühl, dass diese Sie nicht verstehen?

Habe nie dieses Gefühl ❶ ❷ ❸ ❹ ❺ ❻ ❼ **Habe immer dieses Gefühl**

6.2 Wenn Sie in der Vergangenheit etwas machen mussten, das von der Zusammenarbeit mit anderen abhing, hatten Sie das Gefühl, dass die Sache ...

... keinesfalls erledigt werden würde ❶ ❷ ❸ ❹ ❺ ❻ ❼ **... sicher erledigt werden würde**

6.3 Abgesehen von denjenigen, denen Sie sich am nächsten fühlen – wie gut kennen Sie die meisten Menschen, mit denen Sie täglich zu tun haben?

Sie sind Ihnen völlig fremd ❶ ❷ ❸ ❹ ❺ ❻ ❼ **Sie kennen sie sehr gut**

6.4 Haben Sie das Gefühl, dass es Ihnen ziemlich gleichgültig ist, was um Sie herum passiert?

Äußerst selten oder nie ❶ ❷ ❸ ❹ ❺ ❻ ❼ **Sehr oft**

6.5 Waren Sie schon überrascht vom Verhalten von Menschen, die Sie gut zu kennen glaubten?

Das ist nie passiert ❶ ❷ ❸ ❹ ❺ ❻ ❼ **Das kommt immer wieder vor**

6.6 Haben Menschen, auf die Sie gezählt haben, Sie enttäuscht?

Das ist nie passiert ❶ ❷ ❸ ❹ ❺ ❻ ❼ **Das kommt immer wieder vor**

6.7 Das Leben ist ...

... ausgesprochen interessant ❶ ❷ ❸ ❹ ❺ ❻ ❼ **... reine Routine**

6.8 Bis jetzt hatte Ihr Leben ...

... überhaupt keine klaren Ziele oder einen Zweck ❶ ❷ ❸ ❹ ❺ ❻ ❼ **... sehr klare Ziele und einen Zweck**

6.9 Haben Sie das Gefühl, ungerecht behandelt zu werden?

Sehr oft ❶ ❷ ❸ ❹ ❺ ❻ ❼ **Sehr selten oder nie**

6.10 In den letzten zehn Jahren war Ihr Leben ...

... voller Veränderungen,
ohne dass Sie wussten,
was als nächstes passiert ❶ ❷ ❸ ❹ ❺ ❻ ❼ **... ganz beständig und klar**

6.11 Das meiste, was Sie in Zukunft tun werden, wird wahrscheinlich ...

... völlig faszinierend sein ❶ ❷ ❸ ❹ ❺ ❻ ❼ **... todlangweilig sein**

6.12 Haben Sie das Gefühl, in einer ungewohnten Situation zu sein und nicht zu wissen, was Sie tun sollen?

Sehr oft ❶ ❷ ❸ ❹ ❺ ❻ ❼ **Sehr selten oder nie**

6.13 Was beschreibt am besten, wie Sie das Leben sehen?

Man kann für schmerzliche   **Es gibt keine Lösung**
Dinge im Leben immer   **für schmerzliche Dinge**
eine Lösung finden ❶ ❷ ❸ ❹ ❺ ❻ ❼ **im Leben**

6.14 Wenn Sie über Ihr Leben nachdenken, passiert es sehr häufig, dass Sie ...

... fühlen, wie schön   **... sich fragen, warum Sie**
es ist zu leben ❶ ❷ ❸ ❹ ❺ ❻ ❼ **überhaupt da sind**

6.15 Wenn Sie vor einem schwierigen Problem stehen, ist die Wahl einer Lösung immer ...

... verwirrend und schwierig ❶ ❷ ❸ ❹ ❺ ❻ ❼ **... völlig klar**

6.16 Das, was Sie täglich tun, ist für Sie eine Quelle ...

... tiefer Freude und Zufriedenheit ❶ ❷ ❸ ❹ ❺ ❻ ❼ **... von Schmerz und Langeweile**

6.17 Ihr Leben wird in Zukunft wahrscheinlich ...

... voller Veränderungen sein,
ohne dass Sie wissen,
was als nächstes passiert ❶ ❷ ❸ ❹ ❺ ❻ ❼ **... ganz beständig und klar sein**

6.18 Wenn in der Vergangenheit etwas Unangenehmes geschah, neigten Sie dazu, ...

     ... zu sagen: „Nun gut, sei's drum,
     ich muss damit leben",
... sich daran zu verzehren ❶ ❷ ❸ ❹ ❺ ❻ ❼ **um weiterzumachen**

6.19   Wie oft sind Ihre Gefühle und Ideen ganz durcheinander?

Sehr oft   ❶ ❷ ❸ ❹ ❺ ❻ ❼   **Sehr selten oder nie**

6.20   Wenn Sie etwas machen, das Ihnen ein gutes Gefühl gibt, ...

... werden Sie sich   **... wird sicher etwas geschehen,**
sicher auch weiterhin gut fühlen   ❶ ❷ ❸ ❹ ❺ ❻ ❼   **dass das Gefühl verdirbt**

6.21   Kommt es vor, dass Sie Gefühle haben, die Sie lieber nicht hätten?

Sehr oft   ❶ ❷ ❸ ❹ ❺ ❻ ❼   **Sehr selten oder nie**

6.22   Sie nehmen an, dass Ihr zukünftiges Leben ...

... ohne jeden Sinn und Zweck sein wird ❶ ❷ ❸ ❹ ❺ ❻ ❼ **... voller Sinn und Zweck sein wird**

6.23   Glauben Sie, dass es in Zukunft immer Personen geben wird, auf die Sie zählen können?

Sie sind sich dessen ganz sicher   ❶ ❷ ❸ ❹ ❺ ❻ ❼   **Sie zweifeln daran**

6.24   Kommt es vor, dass Sie das Gefühl haben, nicht genau zu wissen, was gerade passiert?

Sehr oft   ❶ ❷ ❸ ❹ ❺ ❻ ❼   **Sehr selten oder nie**

6.25   Viele Menschen – auch solche mit einem starken Charakter – fühlen sich in bestimmten
        Situationen wie ein Pechvogel oder Unglücksrabe. Wie oft haben Sie sich in der Ver-
        gangenheit so gefühlt?

Nie   ❶ ❷ ❸ ❹ ❺ ❻ ❼   **Sehr oft**

6.26   Wenn etwas passiert, fanden Sie im allgemeinen, dass Sie dessen Bedeutung ...

... über- oder unterschätzten   ❶ ❷ ❸ ❹ ❺ ❻ ❼   **... richtig einschätzten**

6.27   Wenn Sie an Schwierigkeiten denken, mit denen Sie in wichtigen Lebensbereichen
        wahrscheinlich konfrontiert werden, haben Sie das Gefühl, dass ...

... es Ihnen immer gelingen wird,   **... Sie die Schwierigkeiten nicht**
die Schwierigkeiten zu meistern   ❶ ❷ ❸ ❹ ❺ ❻ ❼   **werden meistern können**

6.28   Wie oft haben Sie das Gefühl, dass die Dinge, die Sie täglich tun, wenig Sinn haben?

Sehr oft   ❶ ❷ ❸ ❹ ❺ ❻ ❼   **Sehr selten oder nie**

6.29   Wie oft haben Sie Gefühle, bei denen Sie nicht sicher sind, ob Sie sie kontrollieren kön-
        nen?

Sehr oft   ❶ ❷ ❸ ❹ ❺ ❻ ❼   **Sehr selten oder nie**

(b)   Patienteninformation

josef galert jr.
physiotherapeut

✉ J. GALERT

BERLIN IM AUGUST

Sehr geehrte Dame,

sehr geehrter Herr,

im Rahmen meiner Diplomarbeit untersuche ich den Einfluss verschiedener Aspekte des Lebens auf die Entstehung und Bewältigung von chronischen Rückenschmerzen.

Dabei benötige ich Ihre Mithilfe. Es geht um das Ausfüllen (etwa 15 Minuten) und das Rücksenden eines Fragebogens, in einem bereits frankierten und adressierten Rückumschlag bis spätestens Ende September.

Sämtliche Daten werden anonym an mich zurückgesandt (d. h. ich erfahre weder Ihren Namen noch Ihre Anschrift).

Kurz ein paar Worte zum Inhalt:

Aron Antonovsky entwickelte Ende der 1970er Jahre das Modell der Salutogenese, in dem es – anders als im vorherrschenden biomedizinischen Modell – um die Frage geht, was Menschen gesund hält und nicht etwa, was Menschen krank macht.

Er entwarf u. a. einen Fragebogen, um mit ihm die – in Bezug auf die Gesundheit – individuelle Lebensorientierung zu bestimmen. Seiner Ansicht nach setzt diese sich aus der Verstehbarkeit, Handhabbarkeit und der Bedeutsamkeit von externen Faktoren auf den menschlichen Organismus zusammen.

Er nannte das Zusammenspiel dieser drei Komponenten das *Kohärenzgefühl.*

In diesem Fragebogen versuche ich herauszufinden, ob es einen Zusammenhang zwischen chronischen Rückenschmerzen, diesem Kohärenzgefühl und den subjektiv erfolgreichsten therapeutischen und nichttherapeutischen Maßnahmen gibt, die Ihnen bei der Bewältigung ihrer Rückenschmerzen helfen bzw. halfen.

Für die Beantwortung weiterer Fragen stehe ich unter den oben angegebenen Rufnummern gerne zur Verfügung.

Ich möchte mich bereits im Voraus bei Ihnen bedanken.

Mit freundlichen Grüßen

Josef Galert

(c)   **Information an Kollegen**

josef galert jr.
physiotherapeut

✉ J. GALERT   BERLIN, ENDE JULI

Sehr geehrte Kolleginnen,

sehr geehrte Kollegen,

im Rahmen meiner Diplomarbeit untersuche ich den Einfluss verschiedener Aspekte des Lebens auf die Entstehung und Bewältigung von chronischen Rückenschmerzen. Dabei benötige ich Eure Mithilfe und die Eurer Patienten. Es geht dabei um die Verteilung eines Fragebogens und die Motivierung des Patienten diesen auszufüllen und ihn wieder an mich (in einem bereits frankierten und adressierten Rückumschlag) zurückzuschicken. Falls Ihr Euch selber oder Bekannte, Verwandte etc. von Euch zu einer der betreffenden Patientengruppen zählt, könnt Ihr bzw. Eure Bekannte, Verwandte etc. diesen Fragebogen natürlich auch ausfüllen.

Kurz ein paar Worte zum Inhalt.

Aron Antonovsky entwickelte Ende der 1970er Jahre das Modell der Salutogenese, in dem es – anders als im vorherrschenden biomedizinischen Modell – um die Frage geht, was Menschen gesund hält und nicht etwa, was Menschen krank macht.

Er entwarf u. a. einen Fragebogen, um mit ihm die – in Bezug auf die Gesundheit – individuelle Lebensorientierung zu bestimmen. Seiner Ansicht nach setzt diese sich aus der Verstehbarkeit, Handhabbarkeit und der Bedeutsamkeit (der Wirkung) externer Faktoren auf den menschlichen Organismus zusammen.

Er nannte das Zusammenspiel dieser drei Komponenten das *Kohärenzgefühl*.

In diesen Fragebogen versuche ich herauszufinden, ob es einen Zusammenhang zwischen chronischen Rückenschmerzen, diesem Kohärenzgefühl und den subjektiv erfolgreichsten therapeutischen und nicht-therapeutischen Maßnahmen (die diesen Patienten bei der Bewältigung ihrer chronischen Rückenschmerzen helfen bzw. halfen) gibt.

Für diese Erhebung benötige ich die Aussagen von zwei Patientengruppen:

- Die *erste Gruppe* bilden Patienten mit chronischen unspezifischen Rückenschmerzen. Damit sind Rückenschmerzen gemeint, die **länger** als sechs Monate durchgehend bestehen.

- Die *zweite Gruppe* besteht aus Patienten, die momentan keine Rückenschmerzen haben (also wahrscheinlich wegen anderer Beschwerden momentan bei Euch zur Behandlung sind), aber schon einmal akute Rückenschmerzen mit einer Mindestdauer von einer Woche hatten, die aber wiederum mindestens sechs Monate zurückliegen.

All diese Rückenschmerzen dürfen weder traumatologisch (z. B. durch Fraktur nach einem Unfall), noch durch Tumor bedingt sein.

Alle Probanden dürfen nicht jünger als 30 und nicht älter als 60 Jahre alt sein.

Bitte vergebt die Fragebogen nur an die Patienten, die sich auch gerne bereit erklären diesen auch bis Ende August/Anfang September zurückzuschicken. Erinnert sie evtl. im Verlauf Eurer Behandlung nochmals daran, überredet sie aber nicht im Vorfeld da unbedingt mitzumachen. Ich benötige eine hohe Rücklaufquote!

Sämtliche Daten werden anonym an mich zurückgesandt (d. h. ich erfahre weder Namen noch Anschrift).

Für die Beantwortung weiterer Fragen stehe ich unter den oben angegebenen Rufnummern gerne zur Verfügung.

Ich bedanke mich herzlichst im Voraus,
Josef Galert